働き方改革時代の
高齢者の
健康と労働

［編著］

垂水公男
産業医, 元福井県立大学看護福祉学部教授

萩原明人
国立循環器病研究センター予防医学・疫学情報部客員部長
九州大学名誉教授

中外医学社

●執筆者一覧 （執筆順）

有 賀　　徹	独立行政法人労働者健康安全機構　理事長
長 谷 川　学	環境省環境保健部石綿健康被害対策室　室長
和 田 耕 治	国際医療福祉大学医学部公衆衛生学　教授
藤 井　　樹	医療法人しょうわ会マネジメント本部長，福岡県社会保険労務士会
萩 原 明 人	国立循環器病研究センター　予防医学・疫学情報部　客員部長， 九州大学　名誉教授
垂 水 公 男	産業医，元福井県立大学看護福祉学部　教授

推薦の序
アクティブエイジング社会を実現するために

　本書の出版は，「アクティブエイジング社会の実現に向けて高齢者の健康と労働を社会保障，労働政策，医学・疫学の観点から多面的に論じよう」と考えられた萩原明人先生（九州大学名誉教授，社会医学）はじめ執筆者の先生方の熱意に，鈴木真美子様と中外医学社の皆様が応えてくださったことから始まった．これから人生百年時代を迎える．高齢者にとっても多様な生き方と社会参加，そして働き方があり得るのではないだろうか．自分自身も教授を退官後も何本も英語論文を執筆し，グローバルな治験の代表者を務めて活躍する医師たちをみてきた．

　メディカルノートでは労働者健康安全機構とともに両立支援の啓発に取り組んでいる．両立支援はがんなどで治療中の患者が就労し続けるための職場におけるサポート体制の整備などを指す．仕事は重要な社会参加の手段である．一億総活躍社会が叫ばれるなかで治療中の患者だけではなく高齢者，さらに言えば就労可能なすべての人にとって仕事の継続は重要なテーマになるだろう．持続可能な社会保障という意味での高齢者の健康と労働の重要さは本書の「はじめに」において同機構の理事長を務められる有賀徹先生が述べられている．

　一流の執筆者たちが年金制度にまで踏み込んだ議論の深さとボリューム，豊富なデータと充実した内容の本書は日本の社会保障を考えるうえでも重要な1冊となるだろう．医療・公衆衛生従事者だけでなく社会保障・労働政策やアクティブエイジング関連ビジネスの関係者にとっても基礎知識を得るために必読の書であり，読了後もぜひ手元においておきたいテキストでもある．

　中国・韓国・シンガポールなどアジア諸国もこれから一気に超高齢社会へと向かう．アクティブエイジング社会を実現することで，令和の時代にわが国が世界における同分野のリーダーとなることを願う．

　令和元年／2019年6月

　　　株式会社メディカルノート　代表取締役・共同創業者／医師・医学博士

　　　　　　　　　　　　　　　　　　　　　　　　　　　　井上　祥

序

「人生 100 年時代」というフレーズは，今日の高齢化社会を的確に描出しており新聞紙上等で目にしない日はないといっても過言ではない.

人生 100 年時代 ── 高齢化社会を想定した生き方への関心の急速な高まりは比較的新しいが，社会課題としての問題認識は当然に以前から存在していた. 国政レベルでは，平成 7 年に高齢社会対策基本法が成立し，翌平成 8 年には高齢社会対策大綱が策定された. 平成 24 年の報告書取りまとめでは，「人生 90 年時代」への備えについて言及されている. マスコミの関心も高く，2012 年 9 月 10 日付の日経ビジネス誌は 100 歳まで働かなければならない未来を想定した「隠居ベーション」を特集し，その中で 100 歳のサラリーマンが紹介されている. その後，恐らく「人生 100 年時代」の本格的な到来は，2016 年に出版されたリンダ・グラットン教授の「ライフシフト」（東洋経済新報社刊）であり，その達見は内閣府の人生 100 年時代構想会議で共有され，働き方改革を通じて施策提言されている.

従来，退職後の時間の過ごし方が社会的な関心の対象となることは少なかったのではないだろうか. 生き方は当然に個別性が高いものであるが，急速に進展する高齢化社会ではそれは多くの人の関心事であり，したがって社会的な取り組み課題である. 編著者らは，自身が退職前後の年齢に達したこともあり，日ごろから定年後の就労について意見交換する機会があった. それまでに集積した知識・技能を今の心身状態を介して社会にどう還元できるかといった話の中で醸成された問題意識を基に，第 87 回日本衛生学会学術総会（平成 29 年）で「高齢者の労働と健康」をテーマに自由集会を開催した. ここでは，科学的根拠が示されることなく社会慣習として運用される年齢による社会的帰属の変更，定年の問題点をおもに健康との関係性から考察した. その後，相応の時間経過の中でより広範な分野の専門家の知見等を集積して本編とすることができた.

本書が多くの人の中にある当事者意識を喚起するきっかけになれば幸いである.

令和元年／2019 年 6 月

産業医，元福井県立大学看護福祉学部 教授

垂水公男

目　次

はじめに
なぜ今「高齢者の労働」が重要なのか？　　　　　　　　〈有賀 徹〉　*1*

1　超高齢社会時代を見越して，持続可能な社会を構築する　〈長谷川 学　和田耕治〉　*5*

人口構造の変化と労働力の推移について　*5*

1. 日本の人口構造の変化 ………………………………………… *5*
2. 日本の労働力人口のこれまでの推移について ……………… *7*
3. 高齢者の労働力の推移 ………………………………………… *9*
4. 高齢者の就業者数と就業率の推移 ………………………… *11*

将来の労働力人口　*13*

1. 労働力人口の将来推計 ……………………………………… *13*
2. 労働力の需要が増大する要因 ……………………………… *13*

将来の労働力の確保について　*19*

1. 就業希望者の就業実現による労働力の確保について ……… *19*
2. 一億総活躍社会に向けて …………………………………… *19*
3. 女性の活躍 …………………………………………………… *19*
4. 外国人労働者の受け入れ …………………………………… *21*

高齢者の就労について　*22*

1. 高齢者の就労希望の状況と生涯現役社会の実現 ………… *22*
2. 高齢者が働く理由 …………………………………………… *23*
3. 高齢者の就労支援の促進 …………………………………… *24*

高齢者の就労と健康　*26*

1. 高齢者の就労能力向上 ……………………………………… *26*
2. 高齢者の就労による健康増進・健康度の上昇 …………… *28*
3. 高齢者の就労に必要なこと ………………………………… *31*

i

目次

4.「アクティブエイジング社会」の実現 …………………………………… *33*

2 現在の高齢者の労働を取り巻く環境 〈藤井 樹　萩原明人〉 *35*

わが国の高齢者の年金制度の仕組みについて *35*

1. 年金制度の歴史と変遷 ………………………………………… *36*
2. 現在の年金制度の概要 ………………………………………… *45*
3. 年金制度が抱える問題 ………………………………………… *56*
4. 今後の年金制度システムの動向やあり方 …………………… *64*

わが国の高齢者雇用促進における制度的な課題について *71*

1. 年金制度 ………………………………………………………… *72*
2. 定年退職制度 …………………………………………………… *81*
3. 募集採用における年齢制限 …………………………………… *84*

3 今後の高齢化の動向と労働政策 〈藤井 樹　萩原明人〉 *89*

わが国の高齢化の動向と高齢者の労働政策 *89*

1. わが国の高齢化と高齢者雇用促進に向けたこれまでの政策 …… *90*
2. 高齢者雇用の現状に関する分析 ……………………………… *92*
3. 高齢者雇用促進に向けた具体策 ……………………………… *94*

高齢者の労働と健康について *102*

1. 高齢者の労働をめぐる社会的背景と検討課題 …………… *102*
2. 高齢者の労働をめぐる検討課題 …………………………… *104*
3. 退職の精神的および身体的健康への影響 ………………… *105*
4. 退職者の退職時期とその後の健康 ………………………… *108*
5. 健康状態と早期退職のメカニズム ………………………… *116*

4 高齢者の就労と健康・メンタルヘルス 〈垂水公男〉 123

高齢者就労の背景 123

はじめに……………………………………………………………… 123
高齢者の労働とメンタルヘルス……………………………………… 124

リタイア後の就労はメンタルヘルスに良い 125

1. 事例紹介 ………………………………………………………… 125
2. 因果関係について ……………………………………………… 130

リタイア後の就労はメンタルヘルスに良くない 133

1. 事例紹介 ………………………………………………………… 133
2. 因果関係 ………………………………………………………… 137

関連要因の追加・整理 138

1. リタイアのメンタルヘルス影響 ……………………………… 138
2. 労働の質 ………………………………………………………… 140
3. 関連要因の整理 ………………………………………………… 142

リタイア後の就労とメンタルヘルス 145

1. 関係性 …………………………………………………………… 145
2. 生涯現役社会と健康管理 ……………………………………… 146

索引……………………………………………………………………… 151

はじめに
なぜ今「高齢者の労働」が重要なのか？

有賀 徹（独立行政法人労働者健康安全機構）

　わが国は世界保健機関の言う超高齢社会となり，例えば増加の一途にある救急車搬送も増加分は今やほとんどが 75 歳以上の高齢者による．いわゆる老々介護や単身高齢者の増加も著しく，引き続き社会保障の充実が求められる．加えて少子化も進み総人口も減少に転じている．このような状況にあって，労働人口の減少による三重苦が知られている．すなわち，生産の低下ないし消費の低下による①供給面ないし②需要面それぞれにおける経済の鈍化と，③社会保障制度の持続可能性への懸念との 3 つである．前二者は国内総生産の減少，つまり国力の低下であり，社会保障が逼迫するという負のスパイラルに陥る．安心して働くことと，安心して暮らすこととが相互補完的な関係にあることは，わが国の辿ってきた経済成長が，その背景に確たる社会保障制度があったことによると知れば納得できよう．

　そこで，労働人口の減少，特に生産年齢層における男性の労働力減少を補うべく，女性や高齢者の社会参加が謳われて久しい．そしてまた，病気を患ったとしても治療をしながら仕事を続けることをサポートする治療就労両立支援という方法論が全国の労災病院から開始され，がん患者については平成 30 年 4 月から保険診療の対象として収載されている．ここで，その労災病院群を管轄する独立行政法人労働者健康安全機構（以下，当機構）による諸活動を説明しつつ，標記のテーマへの理解を深めていきたい．

　当機構は，①労災病院群，②労働安全・同衛生に関する研究所，③産業保健総合支援センターおよび地域産業保健センターを傘下に置いている．①には，脊髄

損傷やそのリハビリテーション，アスベスト疾患施設を含む労災病院 32 カ所があり，「勤労者医療の充実」を図っている．②は研究所 3 カ所において医学，生物学，工学的手法を駆使して「勤労者の安全向上」の諸活動を行っている．③に示す産業保健総合支援センターは都道府県ごとに 1 カ所置かれ，各々には労働基準監督署の管轄地域に概ね一致した地域産業保健センターが配されている．つまり，「産業保健の強化」に与っていて，前者のセンター長には多くが都道府県医師会々長に，また後者のセンター長にはその地域の群市区医師会々長に兼務いただいている．このことは，地域における産業保健の強化に日本医師会による認定産業医が寄与してきたことと符合する．この産業保健の強化と高齢労働者の増加とについての論考を以下に進めたい．

労働者に占める 65 歳以上は，現在でも概ね 7 人に 1 人であり，これは着々と増加する．そして彼ら高齢労働者は，現役世代と比べて短時間労働を選ぶ傾向が強いために，非正規で働く人が増えると予想されている．現に，全労働者 5 〜 6 千万人中の 3 分の 1 が非正規雇用でその 3 割弱が高齢者（この場合は 60 歳以上）である．そして，この 10 年間の非正規雇用の増加 350 万人に占める高齢者の割合は実に約 8 割である．働くことが自己実現につながるとする考え方も少なくないことから，この傾向はより一層高まるものと考える．

しかしその一方で，働く人の 3 分の 1 が何らかの疾病を抱えている．それらには高血圧，糖尿病，心血管疾患といった成人病も多い．高齢になれば罹患率も高くなり，また作業中の転倒，転落の頻度も勢い高率となるので，産業保健の充実が一層求められる．しかも，労働災害死傷者強度率（全国，平成 28 年）をみると，従業員 1,000 人以上の事業場で 0.46 のところ，同 39 〜 49 人については 2.99 と 6 倍以上の開きがある．加えて，従業員 50 人未満の企業には嘱託産業医を置くルールがない．平成 31 年 4 月から法令上に産業医機能の強化がなされたが，その恩恵に浴せないばかりか，格差の広がることも懸念される．このような負の側面に高齢労働者が少なからず晒されかねないことは容易に想像できる．

現状において嘱託産業医のいない中小零細企業の労働者については地域産業保

健センターがその相談窓口（地域窓口）として機能していて，そこに登録した産業医が日常診療とは別に当番制などで執務している．中小零細企業の労働者は自らの相談のためには地域窓口に赴く必要があり，なかなか容易ではない．以上を俯瞰しつつ，中小零細企業で増加する可能性のある高齢労働者について，日常の健康管理という側面から考えると，かかりつけ医があるならその医師に産業医としての機能が付与される方法もあってよかろう．東京大田区の地域医師会と当機構との協議によって，太田地域産業保健センターの業務を補完すべくその登録産業医にはその日常診療の合間に産業医機能をも発揮できるような試行を現在進めている．

　以上のように，高齢労働者による産業・経済への尽力の誠に多大なことは明白である．そしてまた，そのようであればこそ，治療と就労の両立を含めて，有意な健康管理，産業保健の充実を図っていくことも重要となる．本書がこのような観点でも多くの示唆に富むことを期待したい．

第1章 超高齢社会時代を見越して，持続可能な社会を構築する

長谷川 学（環境省環境保健部）
和田耕治 （国際医療福祉大学）

人口構造の変化と労働力の推移について

1. 日本の人口構造の変化

　日本の人口構造は戦後，大きく変化してきた．戦後すぐの第1次ベビーブーム（1947〜49年），その後の第2次ベビーブーム（1971〜74年）を経て，総人口が増大してきたが，その後の出生数は減少の一途をたどっている．そのため，19歳以下の年齢階層の割合は減少傾向，65歳以上の人口割合は増大してきた．第1次ベビーブームの団塊の世代が65歳を超えた2012年以降は，20〜64歳の生産年齢人口も減少，総人口も減少しつつある．

　国の総人口に占める高齢者（65歳以上）の人口割合を示す高齢化率が，7％以上から14％未満は高齢化社会，14％以上から21％未満は高齢社会，21％以上は超高齢社会と定義づけられている．日本の高齢化率は2008年の時点で22.1％であり，高齢化社会，高齢社会を経てすでに超高齢社会となっている．

　日本の総人口は2016年において1億2,693万人であるが，人口問題研究所が2017年4月に公表した「日本の将来推計人口（平成29年推計）」の出生中位推計によると，2025年には1億2,254万人と約400万

第 1 章 超高齢社会時代を見越して，持続可能な社会を構築する

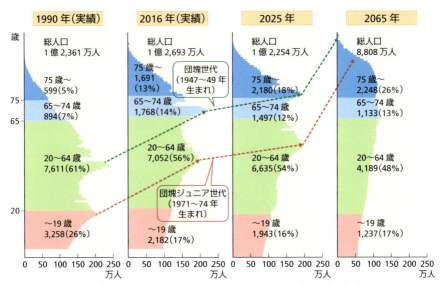

図1 日本の人口ピラミッドの変化
（厚生労働省 https://www.mhlw.go.jp/file/06-Seisakujouhou-12600000-Seisakutoukatsukan/pyramid2014.pdf より）

　人の減少が，2065年には8,808万人と約3,900万人の減少が見込まれている．

　65歳以上の高齢者人口は2016年において3,459万人であったのが，2025年には3,677万人と約218万人の増加が見込まれ，2065年には3,381万人と約78万人の減少が見込まれている．高齢化率に関しては2025年には約30％，2065年には39％となることが予想されている．

　15歳以上から65歳未満の人口は，2016年において7,052万人であったのが，2025年には6,635万人と約400万人の減少が，2065年には4,189万人と約2,900万人の減少が見込まれている．

人口構造の変化と労働力の推移について

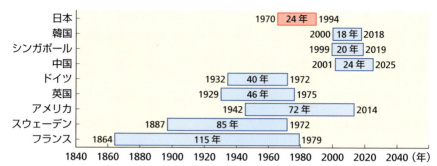

資料：国立社会保障・人口問題研究所「人口統計資料集」(2018年)
(注)1950年以前は UN, The Aging of Population and Its Economic and Social Implications (Population Studies, No.26, 1956)及び Demographic Yearbook, 1950年以降は UN, World Population Prospects : The 2017 Revision (中位推計)による．ただし，日本は総務省統計局「国勢調査」，「人口推計」による．1950年以前は既知年次のデータを基に補間推計したものによる．

図2　日本と諸外国の高齢化率が7%から14%へ要した期間の比較
(内閣府「平成30年版高齢社会白書」より)

　日本の高齢化の特徴はそのスピードにある．高齢化率が7%から14%へ要した期間に関して，日本は24年と欧米諸外国と比べ非常に早い．一方で，韓国，シンガポール，中国については日本の後を追いかけるように日本と同様の短い期間で高齢化が進展することが予想されている．
　これまでみてきたように，日本は今後，人口減少と高齢化が急速に進む．これにより労働力の減少と，医療や介護などの社会保障の需要増大が同時に発生し，経済や社会生活に大きな影響が出ることが予想される．

2. 日本の労働力人口のこれまでの推移について

　総務省「労働力調査」(2017年)によると，15歳以上の人口のうち，「就業者」と「完全失業者」を合わせた労働力人口は戦後，上昇し続け，1998年に6,793万人となりピークを迎えた後，2012年の6,565万人まで減少傾向にあったが，近年，上昇に転じ，2017年は6,720万人となっている．

第1章　超高齢社会時代を見越して，持続可能な社会を構築する

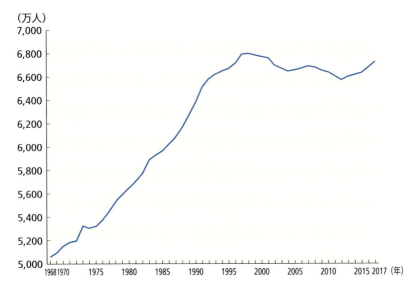

図3　労働力人口の推移（総務省「労働力調査」より）

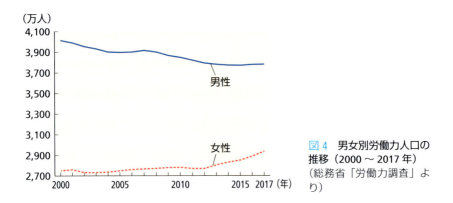

図4　男女別労働力人口の推移（2000〜2017年）（総務省「労働力調査」より）

　近年の男女別労働人口の推移をみてみると，男性の労働者人口については微減が続き，2017年には3,784万人となっているが，女性の労働者人口については2012年の2,769万人以降，増加しており，2017年には2,937万人となっている．

3. 高齢者の労働力の推移

　15歳以上64歳以下の労働力人口は1997年以降，減少傾向にある．一方で，高齢者（65歳以上）の労働力人口については，数十年にわたり上昇傾向にあり，特に2011年以降，急激に上昇しており，2017年には822万人となっている．

　労働力人口全体にみる高齢者の労働力人口の割合は増大している．全労働者人口に占める60歳以上の労働者人口の割合は，1977年は9.2％であったのに対し，2017年は20.2％と大幅に増大している．

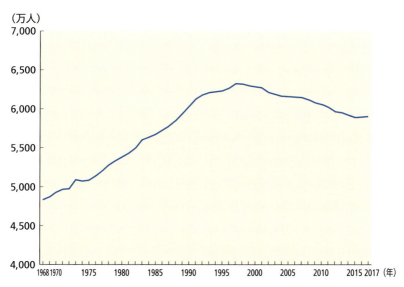

図5　**15歳以上64歳以下の労働人口の推移**（総務省 「労働力調査」より）

第 1 章 超高齢社会時代を見越して，持続可能な社会を構築する

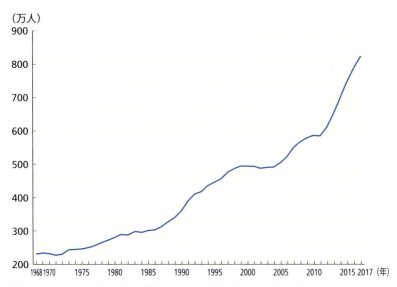

図 6 高齢者（65 歳以上）の労働力人口の推移（総務省「労働力調査」より）

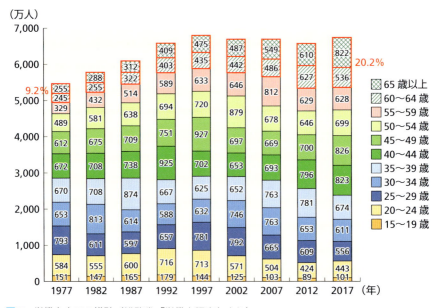

図 7 労働力人口の推計（総務省「労働力調査」より）

4. 高齢者の就業者数と就業率の推移

　60歳以上の就業者数については年々，増大しており，2017年には60〜64歳において521万人，65〜69歳は444万人，70歳以上は363万人となっている．

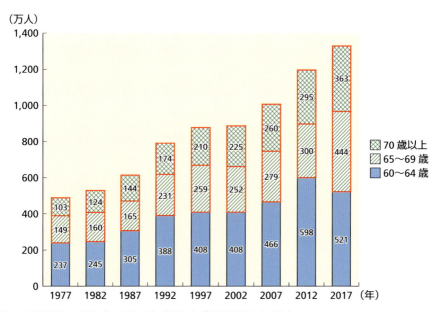

図8　就業者数の推移（60歳以上）（総務省「労働力調査」より）

第 1 章　超高齢社会時代を見越して，持続可能な社会を構築する

　就業率については 2017 年において 60 〜 64 歳は 66.2％，65 〜 69 歳は 44.3％，70 歳以上は 14.5％となっている．2002 年以降，60 〜 64 歳，65 〜 69 歳の就業率が上昇，70 歳以上については横ばいとなっている．

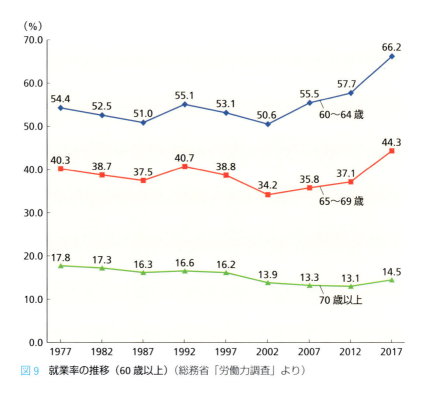

図 9　就業率の推移（60 歳以上）（総務省「労働力調査」より）

将来の労働力人口

1. 労働力人口の将来推計

　独立行政法人労働政策研究・研修機構が取りまとめた「労働力需給の推計─新たな全国推計（2015年版）を踏まえた都道府県別試算」において将来の労働力人口の推計が示されている．

　「経済成長と労働参加が適切に進まないケース」と「経済成長と労働参加が適切に進むケース」について2030年の労働力人口の推計が示されているが，いずれのケースにおいても，2015年と比べ，労働力人口は減少する見込みとなっている．「経済成長と労働参加が適切に進まないケース」では，2030年の労働力人口は5,800万人と推計されており，2015年の実績値6,598万人よりも約800万人減少する見込みとなっている．

2. 労働力の需要が増大する要因

　労働力需要の増大については，高齢化による確実な需要増が見込まれる社会保障分野，長期的な成長が予想されているICT分野，近年の外国人観光客の増大に伴う観光の分野等が考えられるが，これ以外にも予期できない技術革新や社会的要因により，新たに需要が増大する分野が出現することが考えられる．

　まずは，社会保障分野の労働力需要の増大について考察する．医療福祉関係の就業者は2018年度で823万人であり，全就業者6,580万人のうち，12.5%となっている．医療介護分野については，地域医療構想，地域包括ケアの構築に向けて，地域医療計画，医療費適正化計画，介護保険事業計画等が策定されている．これらの計画をベースとして，内閣官房・内閣府・財務省・厚生労働省は，高齢者人口がピークを迎える

第 1 章　超高齢社会時代を見越して，持続可能な社会を構築する

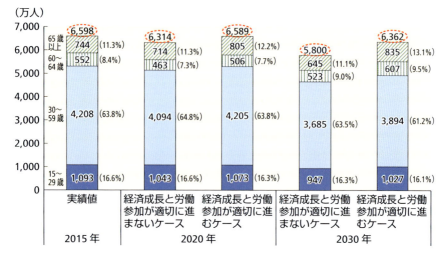

資料：2015 年は，総務省統計局「労働力調査」(基本集計)
　　　2020 年及び 2030 年は，(独)労働政策研究・研修機構推計
(注)　1. 推計は，(独)労働政策研究・研修機構が，国立社会保障・人口問題研究所「日本の将来推計人口(平成 24 年 1 月推計)」等を用いて行ったもの
　　　2. ( )内は構成比
　　　3. 経済成長と労働参加が適切に進むケース：「日本再興戦略」を踏まえた高成長が実現し，かつ労働市場への参加が進むケース
　　　4. 経済成長と労働参加が適切に進まないケース：復興需要を見込んで 2020 年まで一定程度の経済成長率を想定するが，2021 年以降は経済成長率はゼロ，かつ労働市場への参加が進まないケース(2014 年性・年齢階級別の労働力率固定ケース)
　　　5. 図表中の数値は，表章単位未満の位で四捨五入しているため，年齢計と内訳の合計は必ずしも一致しない

図 10　労働力人口の推移（「平成 28 年版厚生労働白書」より）

　2040 年頃を見据え，将来の人口推計，年齢別の受療率をもとに一定の仮定をおいたうえで「2040 年を見据えた社会保障の将来見通し」(平成 30 年 5 月 21 日)を策定している．

将来の労働力人口

社会保障給付費の見通しに関しては，2018年の121.3兆円と比較して，2025年は約16%増の140.2〜140.6兆円，2040年は約55〜57%増の188.2〜190.0兆円となることが予想されている．

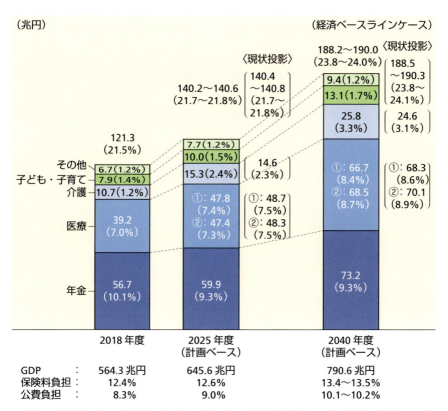

図11 社会保障給付費の見通し
〔内閣官房・内閣府・財務省・厚生労働省「2040年を見据えた社会保障の将来見通し」（平成30年5月21日第6回経済財政諮問会議）より〕

第1章 超高齢社会時代を見越して，持続可能な社会を構築する

　　医療福祉分野における就業者の見通しは，2018年度の823万人と比較して，2025年度は約13%増の931万人，2040年度は約29%増の1,065万人となることが予想されている．このように将来の社会保障分野の労働力の需要については増大が予想されている．

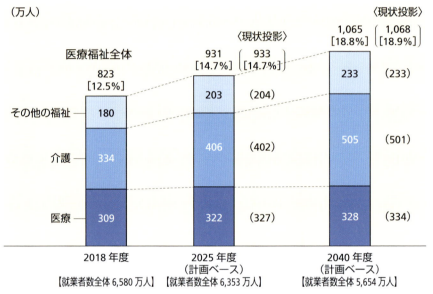

図12　医療福祉分野における就業者の見通し
〔内閣官房・内閣府・財務省・厚生労働省「2040年を見据えた社会保障の将来見通し」
（平成30年5月21日第6回経済財政諮問会議）より〕

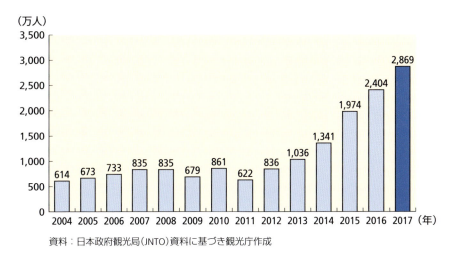

資料：日本政府観光局（JNTO）資料に基づき観光庁作成
図13 訪日外国人旅行者数の推移（観光庁「平成30年版観光白書」より）

　次にICT分野の労働力需要増について考察する．現在，産業革命に引き続き，デジタル化，電子通信，情報コンテンツの進展など，情報革命の途上にある．日本においても長期的にICT分野の需要は増大する可能性が高いと考えられている．今後も引き続き，ICT関連の新規投資，新たな技術の開発，情報セキュリティ等の需要増大が予想され，ICT関連の人材需要は増大すると考えられる．一方で，ICTの進展により，労働生産性が向上し，省人化が図られた場合，他分野における人材需要はそれほど増大しないという考え方もあり得る．
　最後に観光業における将来の労働力需要増大について考察する．これは訪日外国人観光客の動向の影響を受ける．近年，日本を訪問する外国人観光客が急速に増大してきている．世界的な傾向でみると，国際観光客は新型インフルエンザH1N1が発生した2009年を除き，増大を続けており，今後もこの傾向は続くことが予想されている．訪日外国人旅行者については，2011年は622万人であったが，それ以降，増大してお

第 1 章　超高齢社会時代を見越して，持続可能な社会を構築する

り，2017 年は 2,869 万人に達し，2011 年比約 4.6 倍となった．2016 年 3 月に策定された「明日の日本を支える観光ビジョン」では，2020 年の訪日外国人旅行者数の目標を 4,000 万人としている．仮に 2020 年に 4,000 万人の外国人旅行者が来日することとなった場合，現時点においても不足感が否めない宿泊施設の従業員確保が課題となる．

将来の労働力の確保について

将来の労働力の確保について

1. 就業希望者の就業実現による労働力の確保について

　　今後，雇用の需要が増大する一方で，生産年齢人口の減少により，労働力の需要と供給のバランス維持が困難となることが予想される．

　　労働力を確保するうえでのポイントは，これまで，働いてこなかった，働くことができなかった就業希望者を掘り起こすことにある．具体的には女性，外国人労働者，高齢者の労働市場への参入を促すことである．

2. 一億総活躍社会に向けて

　　2015年9月，政府は超高齢社会に向けて，「一億総活躍社会の実現」という目標を掲げた．一億総活躍社会とは，女性も男性も，お年寄りも若者も，障害や難病のある方も，家庭で，職場で，地域で，あらゆる場で，誰もが活躍できる，全員参加型の社会のことを指す．

　　具体的には，女性の活躍をその中心に据え，働き方改革，子育て環境などの充実に取り組むこととしている．障害者，難病患者，がん患者なども社会で活躍可能な環境を整備するとともに，高齢者の就業促進を進めることとしている．

3. 女性の活躍

　　女性の就業率を年齢階級別にみると，日本においては，欧米と異なり，25〜29歳と45〜49歳をピークに，30〜44歳の就業率が低下している「M字カーブ」がみられている．

　　これは結婚を機に，出産・育児のために女性が離職せざるを得ない環境にあったことが背景にあったと考えられる．近年，子育て支援の環境

第 1 章 超高齢社会時代を見越して，持続可能な社会を構築する

や女性の勤務環境改善が進んだことにより，「M字カーブ」の谷は徐々に浅くなっているものの，現在においても男女の就業率を比較すると大きな差が存在する．「M字カーブ」の解消に向けて，男女の雇用機会の均等，給与の男女格差の解消，女性の管理職への登用，ワークライフバランスの推進，さらなる子育て環境の整備などが求められる．

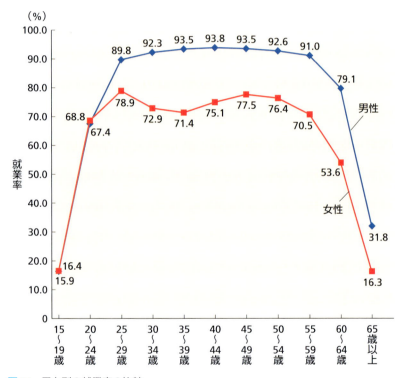

図14　男女別の就業率の比較
（総務省 「労働力調査」より）

将来の労働力の確保について

4. 外国人労働者の受け入れ

　日本で働く外国人労働者数は増加傾向にある．2008年には約49万人であったが，2017年には約2.6倍の約128万人となっており，今後も増加することが予想される．

　2018年12月に出入国管理法の改正が成立し，新たな在留資格として「特定技能」が創設されるとともに，外国人受け入れ支援を推進することとなった．新しい在留資格のうち，「特定技能1号」については，「介護」，「建設」などの業種において，日常会話レベルの日本語と，一定の技能を満たしていることが認められれば，日本で働きながら5年間，滞在できることとなる．

　新しい在留資格により，外国人労働者の受け入れがさらに進むと思われるが，日本の労働力不足のすべてを，外国人労働者受け入れのみで対応するには無理があると考えられる．

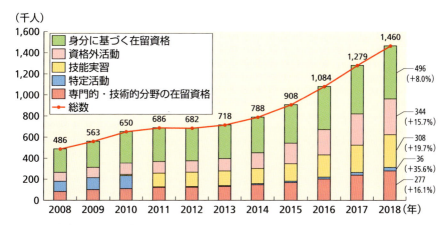

図15　在留資格別外国人労働者の推移
〔厚生労働省．「外国人雇用状況」の届出状況まとめ（平成30年10月末現在）より〕

第 1 章　超高齢社会時代を見越して，持続可能な社会を構築する

高齢者の就労について

1. 高齢者の就労希望の状況と生涯現役社会の実現

　2014 年に内閣府によって実施された「平成 26 年度 高齢者の日常生活に関する意識調査」において，60 歳以上の男女に対し，60 歳以降の収入を伴う就労の意欲と就労希望年齢を尋ねたところ，「働けるうちはいつまでも (42.0%)」が最も多く，次いで「70 歳ぐらいまで (21.9%)」，「65 歳ぐらいまで (13.5%)」という結果となった．65 歳を超えて働きたいと回答した人は合計で 79.7% となっている．

　2017 年の 65 歳以上の高齢者の就業者数は 807 万人となっており，就業率は 23.0% となっている．高齢者の人口が増大するなか，高齢者の就業率が 2 割から 8 割に増大すれば，相当量の労働力の確保が可能となる．労働力人口が減少することが見込まれるなか，就労を希望する高齢者が，年齢に関わりなく活躍し続けることができる「生涯現役社会」の実現が求められている．

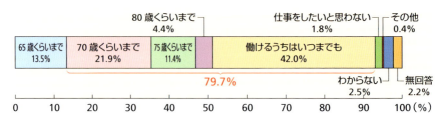

資料：内閣府「高齢者の日常生活に関する意識調査」(平成 26 年)
(注) 調査対象は，全国 60 歳以上の男女．現在仕事をしている者のみの再集計．

図 16　60 歳以降の収入を伴う就労の意向と就労希望年齢
内閣府「平成 30 年版高齢社会白書」より

2. 高齢者が働く理由

　厚生労働省が2016年2月に実施した「高齢社会に関する意識調査」によると，高齢者に対し，働く理由について尋ねたところ，「経済上の理由」が最も多く，次いで「生きがい，社会参加のため」，「健康上の理由」となった．年齢階級別にみてみると，年齢が上がるにつれて，「経済上の理由」の割合が低下し，「生きがい，社会参加のため」，「健康上の理由」の割合が増加した．

　多くの高齢者が働くことを希望し，生きがい，社会参加や健康維持をその目的としている．

　また，内閣府が2015年に日本，アメリカ，ドイツ，スウェーデンの4カ国で60歳以上の高齢者を対象に行った第8回「高齢者の生活と意識に関する国際比較調査」によると，働く理由として，「働くのは体によいから，老化を防ぐから」と回答した対象者の割合が他の調査国であるスウェーデン（16.9％），アメリカ（14.9％），ドイツ（14.8％）であるのに対し，日本では24.8％であった．

　これは，日本の高齢者による就労を単なる労働力の確保の手段と捉えるのではなく，高齢者が社会を通じて自己実現の目的を果たすものとして，積極的に捉えることが可能であることを示している．

第 1 章 超高齢社会時代を見越して,持続可能な社会を構築する

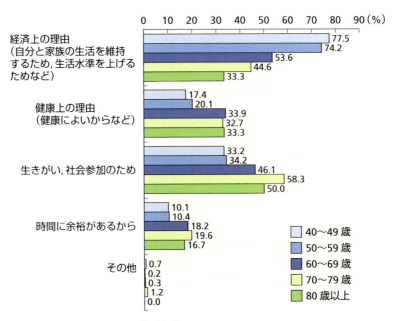

図 17 高齢期の就業希望理由(年齢別)
〔厚生労働省「高齢社会に関する意識調査」(平成 28 年 2 月)より〕

3. 高齢者の就労支援の促進

　65 歳を超えても働きたいと願っている高齢者が 8 割近くいる一方,実際の高齢者の就業率は 2 割に留まっている.このギャップを埋めるためには,高齢者に対する就労支援が重要である.

　厚生労働省は,高齢者の就労支援の一環として,事業主に対し,65 歳以降への定年延長,継続雇用,高年齢者の雇用環境整備や無期雇用への転換支援として「65 歳超雇用推進助成金」を支給している.また,中高年齢者(40 歳以上)に対するベンチャー企業創業支援の一環として,「生涯現役起業支援助成金」を創設し,2016 年度から実施している.

　ハローワークにおいては,高齢者の求職者支援を行うために「生涯現役支援窓口」を設置するとともに,高齢者を雇い入れた事業主に対し

「特定求職者雇用開発助成金」を支給している.

さらに，産業雇用安定センターにおいて事業者に対して退職予定者を紹介する「高年齢退職予定者キャリア人材バンク事業」を開始している.

地方自治体においては，2016 年の高年齢者雇用安定法の改正により，高齢者の雇用・就業促進に向け，地域に設置された協議会等において「生涯現役促進地域連携事業」の推進が可能となった.

また，定年退職後等に，地域社会に根ざした臨時的かつ短期的または軽易な就業を通じた社会参加を希望する高年齢者に対して，その希望に応じた就業機会を確保・提供する事業を推進している.

高齢者に対し，臨時，短期，軽易な就業機会を確保するために事業を展開しているシルバー人材センターは 2016 年 3 月末において 1,282 団体，会員数は約 72 万人にまで広がっている．さらに 2016 年の高年齢者雇用安定法の改正により，指定された業種については週 20 時間から週 40 時間まで就業時間が緩和されている.

このように，国，自治体，地域において，さらなる高齢者の就労支援の充実が図られつつある.

第 1 章　超高齢社会時代を見越して，持続可能な社会を構築する

高齢者の就労と健康

1. 高齢者の就労能力向上

　2017 年 1 月，日本老年学会および日本老年医学会は，現在の高齢者
が 5 ～ 10 歳の身体的若返り現象がみられることを根拠に，高齢者の年
齢を 65 歳以上から 75 歳以上に見直すことを提言した．学会によると
「従来の定義による高齢者を社会の支え手でありモチベーションを持っ
た存在と捉えなおすこと」が可能となり，高齢者の手によって「迫りつ
つある超高齢社会を明るく活力あるものにすること」が可能となること
を示した．

　文部科学省が実施している「体力・運動能力調査」によると，2016
年と 1998 年を比較すると，男性，女性ともに高齢者の体力は 5 歳程
度，若返っている．また，日本老年学会および日本老年医学会が 2017
年 3 月に公表した「高齢者に関する定義検討ワーキンググループ報告
書」によると，高齢者の歩行速度を 1997 年と 2006 年で比較すると，10
歳程度，若返っている．

　このように，高齢者に若返りがみられており，高齢者の就業能力は以
前よりも向上していると捉えることが可能である．

高齢者の就労と健康

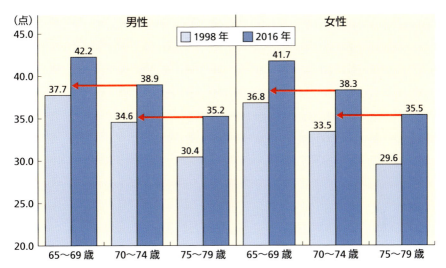

資料:「平成28年度体力・運動能力調査」(文部科学省)

図18 新体力テストの合計点の年次推移
(厚生労働省「2040年頃の社会保障を取り巻く環境」より)

第 1 章 超高齢社会時代を見越して，持続可能な社会を構築する

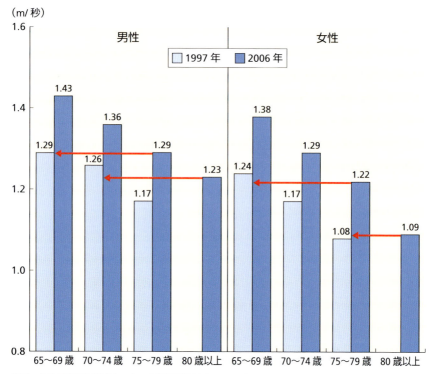

資料：国立長寿医療研究センター長期縦断研究（NILS-LSA）

図 19 通常歩行速度の 10 年間の変化（コホート差）
（日本老年学会・日本老年医学会「高齢者に関する定義検討ワーキンググループ報告書」平成 29 年 3 月）

2. 高齢者の就労による健康増進・健康度の上昇

　　　高齢者の労働については，医学的な知見として，健康増進，健康度の上昇につながることが示唆されている．

　　　厚生労働省において取りまとめられた都道府県ごとの 65 歳以上就業率と年齢調整後 1 人当たり医療・介護費の関係をみると，就業率と 1 人当たり医療・介護費には負の相関が示されている．つまり，就業率が高い地域ほど，医療・介護費が低い傾向が示されている．

高齢者の就労と健康

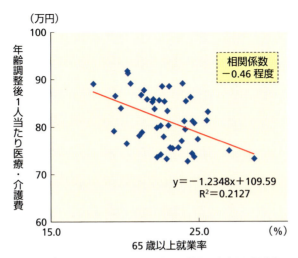

(注) 65歳以上就業率は「国勢調査」. 年齢調整後1人当たり医療費は, 市町村国保と後期高齢者医療における年度データ. 年齢調整後1人当たり介護費は, 1号被保険者を対象に集計した年度データ

図20　65歳以上就業率と医療・介護費（平成27年度）
〔厚生労働省「2040年を展望した社会保障の政策課題と地域医療構想の達成に向けた取組」（平成30年5月21日第6回経済財政諮問会議）より〕

　また，厚生労働省が2005年10月末に50〜59歳であった全国の男女を追いかけてコホート調査として実施している「中高年者縦断調査」（特別報告）によれば，就業者と不就業者を比較すると，男女ともに就業者のほうが健康である割合が高いことが示されている．

第1章 超高齢社会時代を見越して，持続可能な社会を構築する

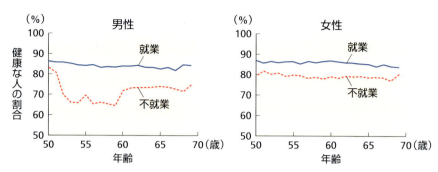

図21 就業行動別にみた健康な人の割合の推移：男性：女性
〔厚生労働省「中高年者縦断調査」（特別報告）より〕

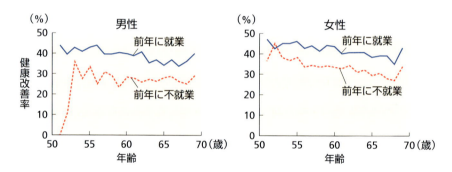

図22 前年の就業行動別にみた健康改善率の推移
〔厚生労働省「中高年者縦断調査」（特別報告）より〕

　また，1年前に就業していない者より就業している者のほうが「健康」を維持する確率や，「不健康」が「健康」へ改善される確率が高いとの結果が示されている．

　また，生存時間分析を用いて60歳男性の生存関数を推定すると，64歳時点において就業している者のほうが，不就業の者よりも生存率は高いと推計された．

高齢者の就労と健康

生存関数の推定結果

	生存確率(健康維持確率)		
	60歳時就業	60歳時不就業	差
61歳	0.953	0.929	0.024
62歳	0.918	0.872	0.046
63歳	0.878	0.821	0.057
64歳	0.841	0.775	0.066
65歳	0.801	0.740	0.061
66歳	0.768	0.710	0.059
67歳	0.735	0.684	0.051
68歳	0.715	0.650	0.065
69歳	0.696	0.617	0.079

仮説検定の結果

	χ^2値	P値
log-rank検定	21.20	<0.001
Wilcoxon検定	24.12	<0.001

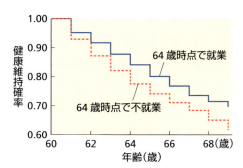

図23 60代男性の健康維持に関する生存関数の推定結果：64歳時点の就業行動別
〔厚生労働省「中高年者縦断調査」（特別報告）より〕

　以上のことから，高齢者の就業は，短期的にも長期的にも健康意識を維持・改善するとともに，生存にも関係することが示唆される．

3. 高齢者の就労に必要なこと

　労働政策研究・研修機構の調査「60代の雇用・生活調査」（平成26年）において，60〜69歳の高齢者に65歳を過ぎても勤めるために必要なことを尋ねたところ，「健康・体力」が66.8％と最も多く，「仕事の専門知識・技能があること」が47.2％であった．

第1章　超高齢社会時代を見越して，持続可能な社会を構築する

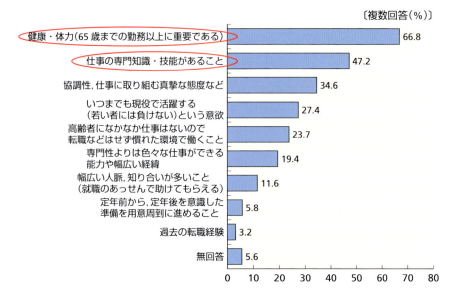

資料：独立行政法人労働政策研究・研修機構「60代の雇用・生活調査」(平成26年)
(注)60〜69歳で働いている方を対象に，自身の経験を振り返って，65歳を過ぎても勤める(採用される)ためにはどのようなことが必要だと思うか尋ねたもの

図24　65歳を過ぎても勤めるために必要なこと（60〜69歳高齢者）
（厚生労働省「高年齢者の雇用・就業の現状と課題Ⅰ」より）

　　継続的な就労のために必要な大前提はやはり健康である．高齢者の健康状態はそれまでの生活習慣，疾病の状況などによって個人差が大きい．また，高齢者は一般的に老眼により細かい文字が読めなくなる，耳が聞こえなくなる，認知能力が低下する，身体の反応が鈍くなる，温度変化に脆弱であると言われるが，こちらも個人差が大きい．
　　多様な健康状態の高齢者がいることの配慮が必要であり，それぞれの能力を最大限発揮可能な環境の整備が重要である．

高齢者の就労と健康

4. 「アクティブエイジング社会」の実現

　　少子超高齢化社会である日本においては，社会保障分野を中心に労働力の需要が増大する．日本の社会の活力を維持し，国際産業競争力を確保するためには労働力の確保が今後の課題である．今後，一億総活躍社会を目指し，女性のさらなる労働市場への参画が求められるが，併せて高齢者の就労が重要である．

　　高齢者の就労率は約2割であるが，8割の高齢者が就労を希望している．高齢者の就労率が2割から8割に増加すれば，相当量の労働力の確保が可能となる．また，日本の高齢者に働く理由を尋ねると，生きがい，社会参加や健康維持をその目的として回答している．高齢者の希望をくみ取るためにも就労支援は重要である．

　　さらに，高齢者の就労は健康増進および健康度の上昇につながる．寿命および健康寿命の延伸が期待でき，副次的な効果として，医療費や介護費の削減が期待できる可能性があり，社会保障制度の持続可能性が高まり，「アクティブエイジング社会」の実現につながると考える．

【参考文献】

1）平成30年第6回経済財政諮問会議．平成30年5月21日．
https://www5.cao.go.jp/keizai-shimon/kaigi/minutes/2018/0521/agenda.html（2019年5月30日アクセス）
2）観光庁．訪日外国人旅行者数
https://www.mlit.go.jp/kankocho/siryou/toukei/in_out.html（2019年5月30日アクセス）
3）日本老年学会および日本老年医学会提言
https://jpn-geriat-soc.or.jp/proposal/index.html（2019年5月30日アクセス）
4）厚生労働省「中高年者縦断調査」（特別報告）
https://www.mhlw.go.jp/toukei/list/29-6.html（2019年5月30日アクセス）

第2章 現在の高齢者の労働を取り巻く環境

藤井　樹（医療法人しょうわ会，福岡県社会保険労務士会）
萩原明人（国立循環器病研究センター，九州大学）

わが国の高齢者の年金制度の仕組みについて

POINTS

- 社会保障の中核を担う年金制度はこれまで多くの変革を経て現在の形となった．高齢期の所得確保を担う存在として高齢者の労働との関わりも含めてその重要性が増している．
- わが国の公的年金制度は2階建ての構造が原則である．
- 1階部分（老齢基礎年金）は保険料の免除や未納がなかった人で年額779,300円（平成30年度）である．それに加え，例えば20年サラリーマンとして働き，賞与を含む年間の総報酬を12で除した平均額が40万円だった場合は，2階部分（老齢厚生年金）として年額約526,000円が上乗せされる．
- 年金制度は福祉的な側面や「在職老齢年金制度」が原因となって給付と負担の間で不平等が生じる．
- マイナンバー制度の活用は給付と負担の不平等を是正するための一助となる．

　本書で取り上げるテーマは高齢者の労働と健康についてである．高齢者の労働について検討する場合，多くの研究で年金制度が取り上げられ，労働参加の有無を決定する制度上の要因として位置づけられてい

第2章　現在の高齢者の労働を取り巻く環境

る．次章以降で高齢者の労働と健康について医学的な観点から検討する
が，制度的な要因を押さえておく必要がある．そこでまず，わが国の年
金制度の仕組みについてみておきたい．しかし，わが国の年金制度は非
常に複雑でわかりにくい面があり，一般には制度の理解が進んでいると
は言い難い状況である．特に老後の年金，いわゆる老齢年金について
は，障害年金や遺族年金といった他の年金給付に比べてより複雑な仕組
みとなっている．わが国の年金制度について概観し，その仕組みについ
ての全体像をつかむことで，今後の社会保障費に関わる財政の問題やそ
れが高齢者の労働とどう関連するのかを考察し，以降の議論の導入とし
たい．

1. 年金制度の歴史と変遷

　わが国に年金制度が創設されて以来，社会情勢や国民の求めに応じて
その体系はさまざまな変遷を経て今日の形となっている．ここではまず
年金制度が形作られてからこれまでの歴史に触れ，制度改正の背景やそ
の目的を整理することで，年金制度が果たす役割を概観していきたい．

（1）創成期

　わが国の年金制度の源流は明治時代にまでさかのぼり，明治初期に制
度化され陸軍や海軍の軍人へ支給されていた恩給がそれにあたる．それ
以前の江戸末期にも特権的貴族層や有力な士族に対して類似の制度がす
でにあり，それが年金制度の源流であるなどその他にも諸説考えられる
が，この軍人に対する恩給制度の流れを受けて成立した1923年の恩給
法が後の年金制度へとつながったということに異論はないところであ
る．1870年代半ばに陸軍や海軍に対して始まった恩給制度はもともと
軍人のみを対象としていたが，1880年以降，文官や警察官，教職員な
どにもその対象は徐々に広がっていった．それに伴い複雑でバラバラの

36

制度となっていたが，この恩給法の制定で体系が統一化された．軍人や官吏の天皇制国家の下での永年にわたる忠実な勤務に対し慈恵的待遇として，本人やその遺族に年金または一時金が国家補償として支給されたのがこの恩給法に基づく年金制度である．そして，この恩給法の対象から外れた政府職員が組織し，職員自らも保険料を払う共済組合という制度が作られ，これが恩給制度と併せて現在まで続く共済年金制度の基礎となっていく．ただ，恩給制度も共済組合制度もその対象として民間人は含まれておらず，あくまで公務に従事する労働者に対する身分保障の一環としての制度であった．

　これに対し，民間向けの年金制度の始まりは 1940 年の船員保険法と言えるだろう．この船員保険法は船員に対する社会保障全般を担う総合的な社会保険制度として創設された．つまり，船員の医療や労働災害の保障も含む年金制度として創設されたのである．船員に対しての社会保障は，この船員保険法の創設以前も以後も，その職務の特殊性に鑑み，歴史的に一般労働者とは分けて考えられてきた．この制度により船員およびその家族の生活の安定や福祉の向上に大きく寄与してきたが，1970年前後をピークに加入者の減少が続き，財政的に制度運営が厳しくなった．加入者保護と財政問題の解決に向けて，年金部分については後に触れる 1986 年の年金制度の大改正に伴い厚生年金制度に統合され，その他の社会保障部分も 2010 年の船員保険制度改正をもってそのほとんどが一般労働者と同様に管掌されることとなっている．

　このように，公務に従事する者から始まり船員のような特殊な業務に従事するものへと引き継がれた年金を含む社会保障のあり方は，ドイツなどヨーロッパの先進的な社会保障の仕組みにも影響を受け，徐々にわが国に浸透していく．そして，船員保険法から 2 年後の 1942 年に労働者年金保険法が施行され，ここで初めてわが国に年金法が誕生した．

　労働者年金保険法は初めての年金法であるのと同時に民間の労働者

第2章　現在の高齢者の労働を取り巻く環境

（制定時は 10 人以上の事業所で働く現業の肉体労働者の男性のみ）を対象としたものであった．これが今日における厚生年金制度へとつながっていく．ただ，戦時体制下で誕生したわが国で初めてのこの公的年金制度は労働力の保全確保や生産力の向上が目的であり，国力の強化と戦費の調達を図るという背景があった事実は否めない．終戦後のインフレに耐え切れず制度改正を余儀なくされることになることからも本来長期的な政策としての制度設計が必要なはずの年金制度にしては未熟なものであったことがわかる．

　こうして誕生したわが国の公的年金制度は，2 年後の 1944 年に厚生年金保険法に改称される．制度の内容としては 5 人以上の事業所で働く労働者を対象にすることと改められ，それまでの肉体労働者の男性に加え事務系の男性労働者，それに女性労働者も対象として加わった．これにより，わが国の労働者の多くが公的年金制度に加入することになった．

（2）充実期

　1942 年に制定され厚生年金保険法へと改称されたわが国の公的年金制度は，先に述べたとおり，戦後すぐにその制度の存続が危ぶまれる．終戦後の急激な社会経済情勢の変化に耐え切れなかったことがその主な原因で，1954 年に大幅な改正をすることになる．

　それまで「養老年金」と称されていた老後の年金を「老齢年金」と改称し，支給開始年齢も 60 歳（坑内夫は 55 歳）に変更された．さらに，この老齢年金の計算方法も定額部分と報酬比例部分とを合算する方式となり，今日の 2 階建ての年金制度の礎がここで作られた．ただ，厚生年金制度は 5 人以上の事業所に働く労働者が対象であり，自営業者や専業主婦など厚生年金制度の対象とならない人は依然として加入する年金制度がない状況であった．

わが国の高齢者の年金制度の仕組みについて

　高度経済成長期に入り日本経済は急速な発展を遂げる．それに伴い一層の社会保障の充実のため，国民皆年金（同時に皆保険）の必要性が説かれるようになる．そして，1961 年にその気運の高まりによって国民年金法が施行され，原則的には国民皆年金制度ができあがった．

　しかし，この国民皆年金の導入に際しては多くの課題をクリアする必要があった．それは年金制度という社会保障が健康保険や労災保険といった他の社会保障と違って，長期にわたり矛盾のない制度を作らなければならないという特有の事情を持っていることに起因する課題である．将来的な財政の問題もさることながら，根本的な問題もカバーしなければならなかった．法の施行時に年金の受給資格として設定された加入期間は 25 年であった．しかし，当然のことながら施行時点で 25 年の加入期間を満たせない人が多数いた．その解決策の 1 つとして，国民年金法の施行前の 1959 年に，高齢により国民年金に加入できない人などを対象にした福祉年金が制度化され，その後この制度は国民年金に統合されるが，今なおこの制度によって受給を受けている国民は多くいる．

　また，国民年金の施行に合わせて，他の被用者年金制度（厚生年金，共済年金など）の加入期間を通算するという措置がとられた．これにより，他の被用者年金制度の加入期間が短くても通算して 25 年以上の加入期間があれば受給資格が得られることになった．しかし，もともと異なる制度を通算することになるため，既得権保護を目的として多くの特例や経過措置を設ける必要があった．

　こうして，国民皆年金は達成されたが，一般にはわかりにくい非常に複雑な制度として運用せざるを得なかった．それを解決するため，国民年金法や厚生年金保険法は改正を重ねている．そして，改正のたびに制度の充実と改善が図られ，定期的に財政の見直し（財政再計算）が行われてきた．年金制度は一層充実していくが，それと同時に，改正を重ねるたびに特例や経過措置によって権利の擁護や均衡を保つための方策が

第2章　現在の高齢者の労働を取り巻く環境

とられ，複雑さを増している．しかし，これは先に述べたように年金制度というものの性質上やむを得ないと思われる．

　以下にその主な改正についてあげる．

1962 年　国民年金法改正　※同年　社会保険庁発足
　・国民年金免除期間についての国庫からの拠出
　・70 歳以降の最低保障額を 12,000 円に

1965 年　厚生年金保険法改正
　・在職老齢年金制度開始
　・「1 万円年金」の実現
　・修正積立方式に変更

1966 年　国民年金法改正
　・「1 万円年金」の実現
　・年金額の計算を年単位から月単位に変更
　・修正積立方式に変更

1968 年　国民年金法改正
　・小笠原諸島日本復帰に伴う特別措置

1969 年　国民年金法改正
　・初の特例納付制度（時効で納付できない期間についての保険料納付を可能とする）実施
　・付加保険料の制定
　・国民年金基金制度制定

1971 年　国民年金法改正
　・福祉年金額の増額
　・繰り下げ支給の割増率決定

1972 年　国民年金法改正
　・沖縄日本復帰に伴う特別措置

1973 年　国民年金法・厚生年金保険法改正

40

・年金額の大幅な引き上げ（5万円年金の実現）

・物価スライド制の導入

1976 年　国民年金法改正

・年金額の引き上げ

・国庫負担割合の変更

1982 年　国民年金法改正

・国籍要件の撤廃（加入対象を外国人にも拡大）

　このように国民皆年金の成立以降，社会情勢や世論からの要請に従う形で多くの法改正が行われ，財政再計算も5年に1回程度の頻度で行われた．例えば，1961年に100円（35歳以上は150円）であった国民年金の保険料額は1985年には6,740円にまで上昇し，年金額も満額で24,000円（1961年）から504,000円（1985年）に上がった．また，福祉年金などの他の年金制度と整合性をとるため，最低保障額の底上げも続けられた．さらに，物価の上昇や手取り賃金の上昇に対応するため，物価スライド制が導入され，受け取る年金額が額面の保障ではなく物価の変動を調整した額となるような仕組みへと変更された．これによって直後に起こったオイルショックによるインフレにも対応することができたのである．

　こうした改正により，わが国の公的年金制度は老後の所得保障の中核を担う存在としてその重要性を増していった．しかし，保険料を大幅に増額することなく，給付水準の引き上げや物価スライドを行う政策は，経済成長や平均寿命の伸長というリスクに対応することができなかった．その間，完全積立方式であった制度の修正（修正積立方式の導入）や，時効で納付できなくなった保険料の特例による納付によって財政の均衡を図ったが，次第に年金財政の悪化が深刻化していった．また，改正を重ねることによりさらに制度が複雑化し，国民年金，厚生年金，共

第 2 章　現在の高齢者の労働を取り巻く環境

済年金などの各年金制度間の給付と保険料負担の両面における不均衡も無視できなくなった．その結果，わが国の年金制度は抜本的な改革を余儀なくされることになったのである．

（3）旧制度から新制度への移行

　1986 年，わが国の年金制度は未曾有の規模の改革を行った．それは制度の根幹から改める，非常に大きく重要な変革であった．

　主な目的は不安定で危機的な財政基盤の健全化であった．それを具現化するため，国民年金，厚生年金，共済年金の一元化が同時に行われ，制度ごとに発展してきた各年金制度間の格差の是正も行われた．専門的には 1986 年のこの改正を境に，それまでを「旧法」，それ以後を「新法」と呼称しており，その改革の大きさを表している．

　この改革によってさまざまな変更が行われたが，特に大きな変更点は基礎年金制度の創設である．それまで保険料の負担や年金の給付を年金制度毎に行っていたものがそれによって一元化され，1986 年 4 月から学生を除く（学生の強制加入は 1991 年 4 月から）20 歳以上 60 歳未満の日本に住むすべての人は，強制的に国民年金に加入することとなった．

　具体的には，それまで一般企業で働く労働者（一般被用者）は厚生年金保険，船員は船員保険，公務員等は共済年金，自営業者等は国民年金にそれぞれ加入していた仕組みを改め，各年金制度に加入するすべての人を新制度による国民年金の加入者とした．そして，それぞれの年金制度に依っていた給付を国民年金による共通の基礎年金（定額部分）とし，厚生年金等に加入する被用者は報酬に比例して基礎年金に上乗せ（報酬比例部分）する仕組みとなった．これにより基礎年金（定額部分）が 1 階部分，厚生年金等の被用者年金（報酬比例部分）が 2 階部分となる，2 階建ての年金制度へと再編された（図 1）.

42

わが国の高齢者の年金制度の仕組みについて

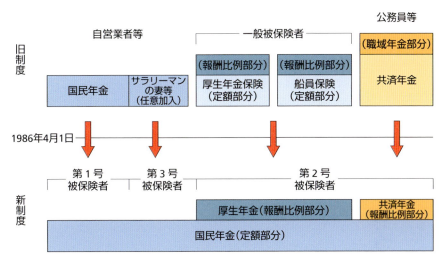

図1 旧制度から新制度への移行（筆者作成）

　このようにすべての制度に共通した個人単位の基礎年金が支給されることに伴い，給付額の大幅な引き下げも行われたが，給付と負担の長期的な均衡については一定程度の改善を図ることができた．
　そして，女性の年金権を確立することもこの改正の目的であった．すでに国民皆年金が成立していたとは言え，それまでいわゆるサラリーマンの妻など各年金制度加入者の配偶者は国民年金への加入が任意とされていた．そのためわが国では多くの専業主婦などが加入を希望せず，どの年金制度にも加入していない扱いになっていた．しかし，20歳以上60歳未満の日本に住むすべての人が国民年金に強制加入となったことで，専業主婦や無業の人も国民年金加入者として基礎年金という年金権が保障された．
　また，それまで遺族年金と老齢年金など年金の種別が違えば重複して支給される場合もあったものが，これを調整（併給調整）することにより，公的年金は1人1年金という原則が作られ，制度全体の適正化も図

第2章　現在の高齢者の労働を取り巻く環境

られた.

　しかし，このような大きな改革によって，加入期間や給付額の計算方法，長年にわたる経過措置等の設定も多岐にわたることとなり，年金制度の複雑さの問題は容易には解決できないものとなった．そしてこの改正でそれまでのすべての課題が解決したわけでもない．基礎年金の創設によって1階部分は一元化され共通のものとなったが，2階部分はそれぞれの被用者年金制度が残ったままで，一元化には至らなかった．また，財政の問題は経済情勢や人口構成によって変動するいわば生ものであり，時代に合わせて修正を加えなければ制度の維持は困難である．わが国の年金制度は当初，将来自分が受け取る年金を自分で積み立てる「積立方式」でスタートしたが，「修正積立方式」の導入以後，徐々に積立方式から現役世代が年金世代の年金額を負担する「賦課方式」の性格が強まり，今日ではこの賦課方式が年金財政の前提となっている．そのような状況下では，高齢化社会や低経済成長に対応するため，財政の適正化に向けた方策が不可欠である．この改正以後も実際に保険料の引き上げや給付額の引き下げ，給付年齢自体の引き上げが繰り返されてきた.

　以下にこの1986年の大改革以後，今日までの主な改正についてあげる.

1994 年

・1階部分（定額部分）の給付開始年齢をそれまでの60歳から65歳に段階的に引き上げることを決定

※2001年から12年かけて給付開始年齢を3年ごとに1歳ずつ上げ65歳とした

・外国人に対する脱退一時金制度の創設

1997 年

・3共済年金（JR，JT，NTT）を厚生年金に統合

・基礎年金番号制導入

1998 年

・雇用保険と 65 歳前の老齢年金との併給調整開始

2000 年

・2 階部分（報酬比例部分）の給付開始年齢をそれまでの 60 歳から 65 歳に段階的に引き上げることを決定

※ 2013 年から 12 年かけて給付開始年齢を 3 年ごとに 1 歳ずつ上げ 65 歳とした

・厚生年金の対象年齢を 70 歳まで引き上げ，70 歳までの在職停止措置を導入

2003 年

・厚生年金保険料の計算方法の変更により，給与だけではなく賞与（ボーナス）も計算対象に拡大し保険料として徴収（総報酬制の導入）

2004 年

・保険料水準固定方式の導入により，2017 年までに厚生年金保険料の保険料率を 18.3％，国民年金保険料を 16,900 円に原則として固定

・マクロ経済スライドの創設

2007 年

・離婚による 2 階部分の分割制度の開始

2010 年

・社会保険庁解体，日本年金機構設立

2015 年

・被用者年金一元化（共済年金を厚生年金へ統合）

2. 現在の年金制度の概要

このように法改正は幾度となく行われてきたが未だに財政の適正化に

第2章　現在の高齢者の労働を取り巻く環境

ついては問題解決の道筋がつけられていない．その逼迫した状況や今後の年金制度の動向，あり方については後述することとするが，年金制度の仕組み自体が整理されてきていることは確かである．年金制度を理解するには，複雑な部分はさておき，まずはこれまでの改正や改善によって整理されてわかりやすくなった基本的な仕組みを理解することが必要不可欠であると考えられる．そこで，以下において現在の年金制度の概要を簡単に説明したい．

（1）基本的構造

　公的年金制度は社会保障制度の1つであり，社会保障とは生活保障と言い換えることができる．わが国の社会保障には，健康保険に代表されるような現物給付で行われるものと，現金給付で行われるものがあり，年金制度は後者にあたる．つまり所得を保障することでその生活を保障する役割を持っている．雇用保険の失業等給付も現金給付で行われる社会保障制度であるが，それらは一時的な所得代替機能としてのものにすぎない．年金制度のように生涯にわたる長い期間に対して所得を保障する機能と役割を持つ社会保障は非常に特異なものと言える．

　わが国の年金制度は主に老齢年金，障害年金，遺族年金の3つからなる．これらが制度の変遷とともに複雑に関係し，年金制度をよりわかりにくくしている．しかし，ここでは本書のテーマに関係する老齢年金にポイントを絞り，年金制度に対する理解を深めていきたいと思う．

　まず，わが国の年金制度の給付は2階建ての構造になっている．上述のとおり1961年の国民皆年金の成立，1986年の年金制度の大改革を経てこのような形となった．原則として日本に居住するすべての人が給付を受けることができる1階部分の老齢基礎年金（定額部分）と，厚生年金等の被用者年金に加入していた人が給付を受ける2階部分の老齢厚生年金（報酬比例部分）からなる．厳密に言うとさらにその上に企業年金

わが国の高齢者の年金制度の仕組みについて

や個人年金が3階部分として加算される仕組みがわが国の公的年金の全体像であるが，ここでは一般に広く関係する2階建ての構造のみに焦点を当てる．

　まず，年金の給付を受けるために必要な加入期間について説明する．年金の加入期間とは正確には国民年金の被保険者期間と言い，老後の年金の給付を受ける状態がその目的地だとすると，この加入期間はそこに至るまでの「ルート」と表現することができる．そしてその「ルート」には3つの種別があり，そのときどきの就労等の状況によって「ルート」が変わり，最終的な目的地である年金の給付（年金額）に違いが出てくる．

　国民年金のその3つの種別は専門用語では第1号被保険者，第2号被保険者，第3号被保険者と言い，原則として以下のように区分される．

第1号被保険者：日本国内に住所のある20歳以上60歳未満の人で，第2号，第3号被保険者のいずれにも該当しない人
第2号被保険者：厚生年金（被用者年金）保険の被保険者
第3号被保険者：被扶養配偶者のうち20歳以上60歳未満の人

　厚生年金保険の被保険者，つまり会社員などいわゆるサラリーマンは第2号被保険者，その配偶者でありその人に扶養されている20歳以上60歳未満の人は第3号被保険者，それ以外の日本に住む20歳以上60歳未満のすべての人，例えば自営業の人や無職の人，学生といった人たちは第1号被保険者に該当する．

　ここで少しわかりにくいのは，厚生年金の被保険者が国民年金の第2号被保険者であることである．国民年金と厚生年金はもともと別個の年金制度である．しかし，厚生年金の被保険者は同時に国民年金の被保険者であることとされ，少しわかりにくい制度となっているのである．た

第 2 章　現在の高齢者の労働を取り巻く環境

だ，これにより厚生年金の加入者も含めてすべての人が国民年金の加入者となり，老後の年金も 1 階部分の老齢基礎年金の保障をすべての人が受けられる仕組みになっているのである．

そして，年金の給付を受けるためにはこの被保険者であった期間のうち，一定期間以上保険料を納付（または保険料を免除）していることが条件となる．基本的に，1 階部分の老齢基礎年金については 25 年（2017年 8 月からは 10 年）以上の保険料納付済（または保険料免除）期間を有する 65 歳以上の人が給付の対象となる．2 階部分の老齢厚生年金はそれに加え 1 月間でも厚生年金等の被用者年金に加入し保険料を支払った人が対象となり，1 階部分に上乗せされる仕組みである．

被保険者の種別を問わず少なくとも 20 歳から 60 歳までは必ず国民年金の加入者になっているにもかかわらず，給付に必要な期間の要件は40 年ではなく 25 年（2017 年 8 月からは 10 年）である．したがって，40 年の期間のうち負担すべき保険料をきちんと払っていない，いわゆる「未納の期間」が 15 年あっても年金の給付を受ける権利があることになる．もちろん 15 年以上未納の期間があれば給付を受ける要件を満たさないことになるが，それ以外にも，例えば 55 歳まで海外で生活し（日本に居住せず），その後日本で生活をして 5 年間国民年金の被保険者として保険料を負担した場合なども給付を受ける要件を満たさないことになる．

保険料の負担について 2018 年度の額を用いてもう少し説明を加えておく（2018 年 9 月 1 日現在）．まず，国民年金の保険料は 1 カ月定額16,340 円である．したがって，第 1 号被保険者は 16,340 円を毎月負担することになる．第 2 号被保険者（会社員などのサラリーマン）は厚生年金の保険料として報酬に応じて保険料を支払い，最も低くて 16,104円（労使折半のため被保険者の負担額はその半分の 8,052 円）を負担する．現状，このように第 2 号被保険者の一部の人に対しては第 1 号被保

わが国の高齢者の年金制度の仕組みについて

険者が負担する保険料 16,340 円よりも低い保険料額にもかかわらず 1 階部分の受給権のみならず 2 階部分の受給権も付与される制度となっている．次に，第 3 号被保険者である第 2 号被保険者の被扶養配偶者（サラリーマンの妻など）の保険料であるが，第 2 号被保険者である夫などが妻の保険料分も合わせて 2 倍支払ったり，一定金額を加算されたり，妻自身が保険料を支払ったりしている訳ではなく，実は第 3 号被保険者は保険料の負担がまったくない．しかし，先に述べたように，保険料を支払っていなくてもサラリーマンの妻なども国民年金の加入者である．したがって，20 歳から 60 歳まで第 3 号被保険者として 40 年間保険料をまったく支払っていなくても，65 歳以降に 1 階部分である老齢基礎年金の給付は受けられる．また，自営業の人や無職の人である第 1 号被保険者も経済的な事情によって保険料の免除を申請し，仮に 40 年間保険料をまったく支払わなかったとしても一定額の老齢基礎年金の給付を受けることができる．

　このように，保険料負担の有無や多寡によらず受給権が発生するという不合理とも思える制度を理解するためにはそもそもの前提を理解しなければならない．まず，1 階部分である老齢基礎年金の根拠となる国民年金の法の名称は「国民年金法」という．そして，2 階部分の老齢厚生年金の根拠法は「厚生年金保険法」である．両者の決定的な違いは「保険」という言葉の有無である．もちろん年金制度自体は保険的要素が強く，国民年金も実際に保険料を支払った期間などによって老齢基礎年金の額は目減りすることはある．しかし，このように保険料をまったく負担しなくても少なからず給付を受けられる国民年金は，報酬に応じて保険料額が決まりそれに応じて給付額が決まる厚生年金とは明らかに性質が異なる．国民年金は純粋な保険制度ではなく，福祉的な意味合いが強い制度と言えるのである．そのことがまた社会保障費全体に影響を与えている．後に触れるが，国民年金がこのような福祉的な要素を持つこと

49

第 2 章　現在の高齢者の労働を取り巻く環境

で全体の給付額と負担額の間に不均衡を生み，財政の逼迫の一因となっている．第 3 号被保険者の保険料未負担の問題も含めて，免除や未納が起こらないような社会システムの構築が急がれる．

　次に，実際の給付の仕組みについてみていく．1 階部分（老齢基礎年金）と 2 階部分（老齢厚生年金）はその計算方法がまったく異なるので，計算方法やその他の特徴にそれぞれみていきたいと思う．

(2) 国民年金

　1 階部分の老齢基礎年金は先に述べたとおり，原則として，25 年（2017 年 8 月からは 10 年）以上の保険料納付済（または保険料免除）期間を有す 65 歳以上の人に給付され，年金額の計算方法は次のとおりである．

年額＝780,900 円×改定率[*1]×（保険料納付済み月数＋X[*2]）÷ 480

[*1]　0.998（平成 30 年度）

[*2]　X ＝（a × 4/8）＋（b × 5/8）＋（c × 6/8）＋（d × 7/8）
　　　　　a ＝保険料全額免除月数
　　　　　b ＝保険料 4 分の 3 免除月数
　　　　　c ＝保険料半額免除月数
　　　　　d ＝保険料 4 分の 1 免除月数

　つまり，40 年間（480 カ月間）保険料の免除や未納がなかった人は老齢基礎年金として年額 779,300 円，月額で 64,940 円程の給付を受けることになる．

　厚生年金にも共通して言えることであるが，わが国の年金制度は給付を受けるときの額面（名目年金額）の保障をしているわけではなく，物価の変動を調整したうえで実質的に一定の生活水準の老後を送ることが

できるような年金額を保障する仕組みをとっている。計算式に用いる「改定率」がその役割を果たし，高齢化の進展分の年金額を抑制し年金財政の安定化を図るために 2004 年に導入されたマクロ経済スライドもこの「改定率」のなかに組み込まれている．

　老齢基礎年金の仕組みのなかで一般に広く知られているのが，65 歳未満（最短 60 歳から）で年金を受け取り始める給付の繰り上げと，逆に年金の受け取りを遅らせる（最長 70 歳まで）給付の繰り下げである．この後に述べる厚生年金にもこの制度はあるが，国民年金では，給付を繰り上げる場合，その期間に応じて年金額は減額され，最大 30％減額される．逆に給付を繰り下げる場合はその期間に応じて年金額が増額され，最大 42％増額される．

　特に 65 歳未満の繰り上げ給付者の割合は高く，2014 年度末時点では，新たに老齢基礎年金の給付を受け始めた（新規裁定者）のうちの 12.4％が繰り上げ給付で，全体に占める割合は 37.1％であった[1]．その理由として，多くの人が 60 歳以降の生計を維持するために年金によって所得を確保する必要があったからだと考えられる．それには，わが国の高齢者の労働の問題が関わっている．60 歳の定年を機に退職し，そのまま就労することなく所得を確保するため老齢基礎年金の繰り上げを選択している人がいることが推測されるからである．その証拠に，この繰り上げ給付を受ける人の割合は，定年延長や継続雇用など，法令に基づくわが国の高齢者の雇用環境の変化に伴って減少している．2010 年度末に 26.9％であった新規裁定者のうちの繰り上げ給付の割合を考えると，数年で大きく減少したことがわかる[1]．今後高齢者の就労に関する社会構造が変化することで，その割合はさらに減少していく可能性が高いと考えられる．

第 2 章　現在の高齢者の労働を取り巻く環境

(3) 厚生年金

　厚生年金は原則としてすべての法人と常時 5 人以上の従業員を使用する個人事業所に適用される．また，適用対象とならない 5 人未満の個人事業所等も一定の要件を満たせば任意で適用を受けることができる．適用対象となった事業所に従事し，勤務時間数等の要件を満たす従業員（被用者）は強制的に被保険者となり，保険料の半分を負担（労使で折半）することになる．ただし，被保険者になるのは 70 歳までで，70 歳に達すると適用事業所に被用者として従事しても被保険者にはならない．

　それら厚生年金の保険料を負担した人が給付を受けることになる老齢厚生年金は，1986 年の年金制度の大改革により，老齢基礎年金と同様に 65 歳から給付されることになった．しかし，従来 60 歳から支給されていた年金を 65 歳からとするのは厚生年金の保険的性格に鑑みて既得権の保護に著しく欠ける．そこで，65 歳までの有期年金である「60 歳台前半の老齢厚生年金」が改革と同時に制度化された．そして，その後の法改正により，この「60 歳台前半の老齢厚生年金」は給付開始年齢が徐々に引き上げられ，最終的に（2025 年 4 月から）老齢基礎年金と同じ 65 歳になることが決まっている（女性は 2030 年 4 月から）．現在はその経過措置期間中である（図 2）．

　さて，先に述べたように老齢基礎年金の額は満額でも月額 64,940 円ほどにすぎない．実際の老齢基礎年金の給付額の平均は月額 54,497 円で[1]，夫婦 2 人でも 11 万円弱である．これは生活保護（生活扶助）費と同水準（地域によってはそれ以下）で，これだけでそれまでの生活を維持するのは難しいと言える．しかし，老齢基礎年金に加え，2 階部分の老齢厚生年金を受け取ることで給付額の平均は月額 202,010 円となり[1]，家計の所得は大きく改善される．また，厚生労働省は，夫婦 2 人の標準的な世帯（夫が平均的な年収で 40 年間就業し，妻がその期間ずっと専

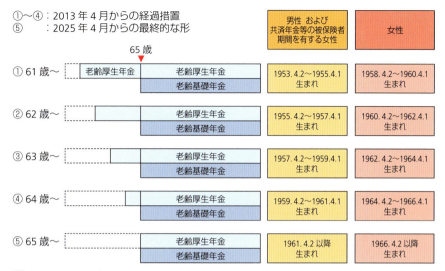

図2　老齢厚生年金の給付年齢の引き上げ（筆者作成）

業主婦であった世帯）での老齢基礎年金と老齢厚生年金を合わせた年金額を月額221,504円と算出しており，老齢基礎年金を夫婦2人満額で受け取るのみの場合の1.7倍程度と想定している．

　老齢厚生年金の計算方法は，2003年の「総報酬制」導入前後の期間で大きく異なる．それを境に給与だけではなく賞与（ボーナス）も保険料の計算対象に含めて徴収され始めたからである．さらに，老齢基礎年金と違って正確な額を算出しようとするとかなり複雑になるが，簡単に表現すると次のようになる．

第2章　現在の高齢者の労働を取り巻く環境

①被保険者であった期間が 2003 年 3 月 31 日以前（総報酬制導入前）の期間
　　年額＝平均標準報酬月額[*1]× 0.7125％×被保険者期間の月数

　　[*1]　おおむね，被保険者期間の月の総報酬額の平均

②被保険者であった期間が 2003 年 4 月 1 日以後（総報酬制導入後）の期間
　　年額＝平均標準報酬月額[*2]× 0.5481％×被保険者期間の月数

　　[*2]　おおむね，被保険者期間の賞与（ボーナス）を含む年間の総報
　　　　　酬額を 12 で除した額の平均

　例えば，①で 20 年（240 カ月）の被保険者期間があり，期間中の毎
月の給与の平均額が 30 万円の場合，30 万円× 7.125/1000 × 240 とな
り，年額 513,000 円，月額 42,750 円が老齢基礎年金に上乗せされる仕組
みである．同様に②で，同じ 20 年の被保険者期間があり，期間中の賞
与を含む年間の総報酬を 12 で除した平均額が 40 万円だった場合は，40
万円× 5.481/1000 × 240 となり，年額約 526,000 円，月額約 43,000 円
が老齢基礎年金に上乗せされることになる．ここで用いた 0.7125％と
0.5481％という数字は給付乗率と呼ばれ，給与や賞与といった報酬が年
金に反映される割合を示している．以前（1985 年まで）はこの給付乗
率は 1％であった．つまり，年収ベースでみると，1 年間保険料を支払
えば年収の 1％分だけ年金額が増え，40 年支払えば，40 年間の年収の
平均の 40％が老齢基礎年金に上乗せされていたということになる．
徐々にこの給付乗率は引き下げられ，現在の数字になっている．
　いずれにしても，現役時代に厚生年金の保険料を支払うことは，報酬
に比例して年金額が上乗せされるので，老後の生計維持に有利に働く．
しかし，せっかく保険料を支払ったにもかかわらず，本来給付を受けら

わが国の高齢者の年金制度の仕組みについて

れるはずの老齢厚生年金をまったく受け取れなかったり，減額されたりするケースがある．それが，「在職老齢年金制度」である．

　在職老齢年金制度とは，60 歳以降，働きながら厚生年金の給付を受ける場合，給与（賞与も含む）と年金の月額の合計額が一定の基準を超えると，年金の一部または全部がカットされる制度である．65 歳未満と 65 歳以上でその基準が異なり，計算方法にも違いがある．また，具体的な計算方法は複雑であるが，簡単に表現すると，直近 1 年の給与と賞与の合計額と老齢厚生年金額をそれぞれ 12 で除した額（月額に換算した額）が，65 歳未満の場合 28 万円，65 歳以上の場合 47 万円を超えると年金額がその金額に応じた計算式により減額される仕組みになっている．

　具体的な例で示すと，63 歳で直近 1 年の給与と賞与の合計が 480 万円で老齢厚生年金額が年額 240 万円の場合，年額 192 万円の年金が減額され，本来の月額の給付額である 20 万円が 16 万円減額されて 4 万円の給付となる．67 歳で同様の金額を用いて計算を行うと，年額 78 万円の年金が減額され，月額で 13 万 5 千円の給付となる．2007 年まではこの在職老齢年金制度は 70 歳未満を対象としていたが，現在は 70 歳を超えても働き続ける限りその対象となる．

　年金制度は社会保障の一部であるため，一定以上の所得のある人に対しこのような措置を講じることは制度上当然かも知れない．しかし，この在職老齢年金制度をシンプルに捉えると，働けば働くほど本来もらえるはずの年金がもらえないという感覚に陥る．ましてや減額となる老齢厚生年金は，もともと現役時代に報酬に比例する形で保険料を負担していたもので，国民年金よりもその保険的性格は強いものである．したがって，この制度によって働くことが不合理だと感じてしまうことは自然な感覚であると言えるかも知れない．

　さらに，この在職老齢年金の対象となっているのは，あくまでも給与

55

第 2 章　現在の高齢者の労働を取り巻く環境

や賞与といった就労による所得のみで，かつ，原則として厚生年金の被
保険者に限られている．例えば，不動産収入などの不労所得や，贈与な
どによって得た資産は対象外で，また，厚生年金の被保険者とならない
形態（例えば自営業やパートタイム就労）で得た就労所得の場合は年金
が減額されない．つまり，この在職老齢年金制度による一定以上の所得
を有する人への年金の減額措置は，社会保障の理念に基づく措置という
説明がつかないまま運用が行われていると言える．その原因は年金を管
轄する日本年金機構が個人の所得や資産を把握できないという縦割り行
政のシステムにある．このような制度上の欠陥を抱えたまま在職老齢年
金制度を運用していくことは在職の年金受給者に負の心理的影響を与え
続けると言わざるを得ない．

3. 年金制度が抱える問題

　わが国の年金制度は現在さまざまな問題を抱えている．歴史的な変遷
を経ることで解決に向かったものもあるが，逆に表面化した問題や，時
代の変化とともに新たに発生してきた問題もある．例えば，経済情勢の
悪化や少子高齢化の進展など，そもそもの見通しの甘さが問題として顕
在化した問題はこれに該当する．
　以下で，年金制度が抱えるそれらの問題について触れておきたいと思
う．

（1）"宙に浮いた年金" 問題

　まず，年金に関する問題としてあげなければならないのは年金記録の
問題，特に "宙に浮いた年金" 問題である．年金に関わる各個人の保険
料納付の記録は当然正確に管理されなければならないものである．しか
し，2007 年に当時の社会保険庁によるずさんな管理によって多数の年
金記録に誤りや漏れがあることがみつかり正確な年金記録になっていな

いことが発覚した．社会保障審議会 日本年金機構評価部会 年金問題に関する特別委員会の報告書（2014年．以下，報告書）によると，年金記録問題全体は7つのパターンに区分できる．

①未統合の記録（持ち主が不明の記録）
②消された年金記録（持ち主は判明しているが記録が消されているまたは正確ではない）
③転記ミス・入力ミス（もともと紙台帳により管理されていた記録をコンピュータに移し替える際に誤入力）
④第3号被保険者の不整合記録（第1号被保険者の妻が第3号被保険者であるという制度上あり得ない年金記録が存在）
⑤国の年金記録と厚生年金基金による記録の齟齬（厚生年金の一部を代行して給付する厚生年金基金が管理する年金記録と国の年金記録が不一致
⑥年金記録の連続性の不備（別管理となっていた厚生年金などの被用者年金記録が国民年金の加入記録に未統合）
⑦脱退一時金の不支給（1986年までに厚生年金を脱退した被保険者が脱退手当金の給付を受けたかどうか確認できず）

特に①を"宙に浮いた年金"と呼び，持ち主不明の年金記録は2006年6月時点で5,095万件存在した．このような状況に陥ったのは，基礎年金番号が記載された年金手帳の紛失等による基礎年金番号の取り直し，結婚や転居の繰り返しによる基礎年金番号との紐づけの実施困難，そのための基礎年金番号の再発行が主な原因である．政府はその後，記録の解明を進め，報告書によると2,983万件の年金記録については持ち主が判明するに至ったが，2,112万件は解明作業中としている．単純な比較はできないが，2006年6月時点のわが国の20歳（国民年金第1号

第 2 章　現在の高齢者の労働を取り巻く環境

被保険者となる年齢）以上の人口は 1 億人強（約 103,767,000 人）であるので，5,095 万件という数字がいかに大きかったかがわかる．そして未だに 2,000 万件以上の記録についてそれが誰のものなのか判明していないという信じ難い状況が続いている．

　これらの問題は，事業主や国民の年金に対する関心の低さが関係していたことは事実である．基礎年金番号が記載された年金手帳は，年金の受給権や受給額と紐づけされた唯一の証書であり，本人がそれを紛失してしまうことは実は大変由々しき事態であった．しかし，国は年金制度が複雑でわかりにくいものであるにもかかわらず，その制度の内容や重要性を周知するのを怠ってきたと言える可能性がある．また，制度が変遷するたびに事業主や国民に多くの負担をかけてきたことも国に責任があると言えるかもしれない．何より，ずさんな管理や単純ミスを繰り返し，1 人に 1 つという基礎年金番号の大前提を崩壊させた国（旧社会保険庁）の責任は非常に重い．その後，社会保険庁は解体され日本年金機構に運営が移管されているが，年金に対する信頼を取り戻すのは難しいことであると考えられる．

（2）逼迫する財政

　年金を中心とした昨今の社会保障費の逼迫も国の見通しの甘さが原因であり，少子高齢化の進展は社会保障費に多大な影響を与えている．

　1970 年代に 10 兆円程度であった社会保障費は右肩上がりで増大し，2014 年度には 112 兆 1,000 億円を超えている．そして，そのうちの約半分の約 54 兆 3,000 億円が年金に要する費用となっている（図 3）．ただ，わが国の年金制度は社会保険の原則をとっているため年金として給付する費用が増大しても，同時に保険料による収入が増加すれば収支のバランスはとれる．しかし，日本の高齢者と現役世代の人口構成が大きく変化し，1960 年代には「胴上げ型社会（65 歳以上 1 人に対し 20 〜

わが国の高齢者の年金制度の仕組みについて

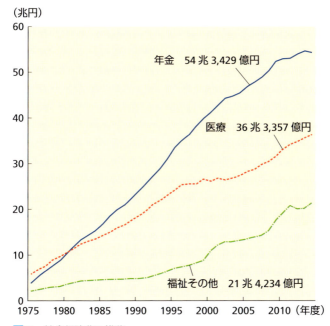

図3 社会保障費の推移
(国立社会保障・人口問題研究所. 2014年度社会保障費用統計. 2016より)

64歳は約9人)」であったものが現在では「騎馬戦型社会(65歳以上1人に対し20～64歳は約2.4人)」に変化し,2050年には「肩車型社会(65歳以上1人に対し20～64歳は約1.2人)」になることがわかっている.事実上,現役世代が年金世代の年金額を負担する賦課方式を採用するわが国の年金制度にとって,これは実に深刻な問題である.

2012年,社会保障と税の一体改革によって基礎年金の国庫負担割合の恒久化や被用者年金の一元化などが実施され,財政の安定や所得の再分配に関わる問題の解決が図られた.しかし,将来に向けた年金財政の抜本的な改善には結びついてはいない.今後も年金給付額の逓減や保険料の見直しが随時行われていくことになるであろう.賦課方式から積立方式への切り替えの是非やさらなる税金の投入などが議論されている

第 2 章　現在の高齢者の労働を取り巻く環境

が，少子高齢化にその原因を帰着させてしまった向きがある．今後は，ますます増加する高齢者についての就労のあり方を抜本的に見直すなど，少子高齢化を大前提とした社会全体の構造改革をさまざまな視点から検討することがさらに重要になっていくであろう．

（3）雇用の変化と未納の問題

　社会構造の変化という面から年金制度を考えるうえで近年問題視されているのが雇用システムの変化である．

　年金や健康保険などの社会保険は雇用のシステムと深い関係がある．わが国の年金制度も，正規雇用かつ長期的な雇用（終身雇用）を特徴とする日本型の雇用システムを前提に成立し発展してきた．しかし近年，そのような雇用のシステムは大きく変容し，非正規労働者として就労する人が増加している．1990 年には 881 万人だった非正規労働者は 2014年には 1,962 万人と 2 倍以上になっており[2]，雇用形態の多様化は今後も進んでいくと思われる．非正規雇用自体は否定されるものではなく，雇用の選択肢として必要なものであるが，いわゆる「正社員」を前提にしていたわが国の年金制度においては，非正規労働者の不安定かつ低賃金での就労は，負担と給付の両面において問題を抱えることになっており，早期の対応を迫られている．

　非正規労働者のうち，勤務時間数や勤務日数，契約期間などが国民年金の第 2 号被保険者（厚生年金などの被用者年金被保険者）としての要件を満たさない人は第 1 号被保険者として毎月定額の保険料（2018 年度は 16,340 円）を自分で納付することになる．第 2 号被保険者と違い，所得に比例することなく毎月定額の保険料を全額自己負担で支払うことは，低所得であればあるほど重い負担となる．また，自主納付であるために未納になりがちでもある．

　厚生労働省のデータによると[1,3,4]，国民年金第 1 号被保険者の保険料

わが国の高齢者の年金制度の仕組みについて

納付状況は，この非正規労働者の増加とともに徐々に悪化し，1986年の年金制度の大改革以降10年間80%以上で推移していた納付率は近年60%前後で推移し，2014年度には63.05%となっている．

さらに，未納の問題以前に，経済的な理由により保険料の全額免除を受ける人の割合も増加している．1986年に11.9%であった保険料全額免除率は1999年に21.2%と初めて20%を超え，2014年度には35.1%に増加している．

保険料の納付率は保険料全額免除者を除いて計算される．したがって，保険料全額免除者が35.1%で，残りの保険料納付義務のある人たちのうち63.05%が実際に保険料を納付しているとすれば，全額免除者と未納者を合わせ国民年金第1号被保険者全体の約40%の人しか保険料を納付していないことになる．毎月の給与や賞与から保険料を天引きされ，納付率が原則的に100%である第2号被保険者と比べると，これは著しい差と言える．

非正規労働者の増加とともに増えてきた保険料の未納や免除者の増加は，目の前の年金財政に影響を与えることにとどまらず，将来そういった人たちが無年金者や低年金者となることにつながり，むしろそのほうが重大な問題かもしれない．

これらの問題に対応するため2016年10月から厚生年金の適用対象が拡大され，それによって一部の非正規労働者は第2号被保険者となった．しかし，それに至るまでには保険料の半分を負担することになる事業主等からの反発があり，最終的には当初案よりも縮小されたわずかな対象者の拡大にとどまった．問題解決に向け今後は一層の対象拡大と雇用の多様化に対応できる柔軟なシステムの構築が必要だと考えられる．

（4）給付と負担に関する不平等性

個人の年金の給付額と保険料負担の間には不平等が生じる場合があ

第 2 章　現在の高齢者の労働を取り巻く環境

る．そのことは年金の財政面や国民の納得感に少なからず負の影響を与
えており，年金制度が抱える問題点の 1 つとなっていると言える．

　まず，国民年金は福祉的な意味合いが強い制度である．そのため，先
に述べたとおり，1 階部分の老齢基礎年金は，保険料をまったく負担し
ていない人も給付を受けることが可能な仕組みになっている．経済的な
理由で仮に 40 年間保険料の全額免除を受け，保険料をまったく負担し
ていなくても，65 歳になれば満額の給付額の 2 分の 1 を受け取ること
ができる．また，サラリーマンの妻などの第 3 号被保険者に関しては，
40 年間保険料をまったく負担していなくても，満額の老齢基礎年金を
受け取ることができる．保険料全額免除者や第 3 号被保険者がわが国に
は多く存在することから，このような仕組みに対して保険料を毎月負担
して 65 歳を迎えた人が不公平感を持つことは当然のことかもしれない．

　次に，2 階部分の厚生年金の給付と負担の不平等にも触れたい．その
代表例は先にも触れた在職老齢年金制度に関わるものである．ここで，
2 つの例を比較して，厚生年金の給付と負担の不平等性について説明す
る．前提条件として，どちらも 22 歳で働き始め，平均標準報酬月額
（被保険者期間の賞与を含む年間の総報酬額を 12 で除した額の平均）は
40 万円とする．そして，日本の男性の平均寿命である 80 歳で亡くなる
と仮定し年金の給付がそこで終了するとする．

① 65 歳で仕事を辞め，それ以降就労することなく年金で生活する場合
② 80 歳まで生涯現役で 65 歳以降も同条件で就労し続ける場合

　①の場合，65 歳以降 80 歳で亡くなるまで現役時代に負担した保険料
に基づいて満額の老齢厚生年金の給付を受けることができる．年金額
は，40 万円 × 5.481/1,000 × 516 カ月（43 年間）でおよそ 113 万円とな
り，それを 15 年受けとるため合計年金額は，およそ 1,695 万円となる．

62

わが国の高齢者の年金制度の仕組みについて

②の場合，65歳以降老齢年金の給付を受けることはできるが，在職老齢年金制度により，年金額が減額される．さらに，それ以前と同様に就労することにより65歳以降も厚生年金の被保険者の対象となり，年齢要件によって70歳で被保険者の対象から外れるまで保険料を負担し続ける．

まず，減額される前の老齢厚生年金の給付額の計算方法についてであるが，②の場合70歳まで保険料を負担するので，65歳以降にさらに負担した保険料に基づいて70歳の段階で年金額が増額される．具体的には，70歳までの5年間は①と同様に年間113万円の給付を受け，70歳以降は40万円×5.481/1,000×60カ月（5年間）の約13万円が113万円に上乗せされることになる．したがって，80歳までに受ける年金の合計額は113万円×5年間と126万円×10年間を足したおよそ1,825万円となる．

しかし，実際は在職老齢年金制度によって年金は減額される．その額は70歳までが年額約15万円，70歳以降は年額約21万円となり15年間で合計約285万円が減額される．さらに，70歳までは厚生年金の被保険者として保険料も負担し，その額は年額およそ45万円で，5年間で225万円となる．つまり，80歳まで就労を続けた結果，老齢厚生年金の満額は1,825万円となり，①の場合の1,695万円と比較して130万円ほど増えるが，在職老齢年金制度による約285万円の年金の減額と厚生年金保険料の約225万円の負担を合わせると，就労によって逆に約510万円の負担増や減額を受けることになる．年金に関わる収支は1,825万円−510万円で1,315万円となり，結果的には①のほうが380万円多くなるということになるのである．もちろん，これはあくまで年金に関わる収支についてなので，就労による所得を合わせれば圧倒的に②のほうが合計所得は多くなる．

今回用いた例は極端な例なので個別の事情によって状況は変わってく

第 2 章　現在の高齢者の労働を取り巻く環境

るが，就労によって所得を得ることで年金に関わる収支が逆に悪化することはまったく珍しいことではない．

　このような給付と負担の不平等は年金に対する不公平感へとつながり，高齢者は目の前の年金の給付の権利をいかに有利に行使するかを考えざるを得ない．年金制度が抱えるこのような問題については，高齢化社会のますますの進展に向けて早急に改善する必要があると言える．

4. 今後の年金制度システムの動向やあり方

　わが国は世界でも類をみないほどの少子高齢化時代に突入する．そのような状況のなかで年金制度システムの運用を行っていくためには，賦課方式を採用する現状の年金財政をいかに安定的なものにしていくかが最大のポイントとなる．そのための政策はいくつか考えられるが，これまで述べてきた年金制度の現状と課題を踏まえて今後の年金制度システムの動向やあり方について検討したいと思う．

（1）給付開始年齢の引き上げ

　年金制度における少子高齢化対策としてまずあげられるのは年金の給付の抑制，つまり年金財政の収支のうち支出を抑制する政策である．

　給付を抑える方法は主に給付額を抑える方法と給付年齢を引き上げる方法の 2 つがある．まず，給付額を抑える方法であるが，わが国の年金の給付額は決して高いものではない．老齢基礎年金の給付額は先に示したとおり，生活保護（生活扶助）費と同水準であり，また，わが国の高齢者における年金の所得代替率は OECD 諸国のなかで下から 3 番目の水準で[5]，国際的にも低い水準にある．そのような状況下で今後さらに給付額を抑制することは高齢者の貧困を誘発する恐れがあり，有効な政策とは言えない．

　一方，給付年齢の引き上げについては，検討の余地がある．わが国の

現在の年金給付開始年齢は 65 歳（老齢厚生年金は経過措置中）である．しかし，アメリカ，ドイツは 67 歳，イギリスは 68 歳と，他の先進国はわが国より年金給付開始年齢が高い，あるいはすでに年金給付開始年齢の引き上げが決定されている．このような国々に比べ少子高齢化のスピードが速く，平均寿命の長いわが国においても年金給付開始年齢の引き上げは具体的に検討されて当然の問題であり，国民もその点について理解する必要がある．

　現在 65 歳である給付開始年齢を何歳からにするのかという具体的な検討については多くの報告がある．堀江（2008）[6] は 2025 年度（女性は 2030 年度）から年金給付を 67 歳とすることで，2050 年時点の年金給付総額を 7%抑制できると報告している．中澤ら（2014）[7] は給付開始年齢の引き上げについて物価の変動や世代ごとの個人の生活設計への影響を考慮した定量的分析を行い，給付開始を 68 歳にしても個人への影響も少なく，中長期的に年金財政の持続可能性を高めると結論づけている．ただ，中長期的にみて整合性のある政策であるとしても，短期的には給付開始年齢引き上げのインパクトは大きいと思われる．浜田（2012）[8] は 60 歳代後半の高齢者について，年金がなければ収入が生活費を下回り，かつ，貯蓄を切り崩しても賄えない人が 46%にのぼると指摘している．このような影響を最小限に抑えるため，引き上げ決定から実施までに十分な期間を設けること，そして，年金に代わる所得を確保するための環境整備として高齢者が就労によって所得を得られるようにするなどの対策を実施していくことが必要である．年金の給付開始年齢の引き上げは単に年金財政の安定に関する政策としてではなく，高齢者雇用対策など高齢者の生活への影響に配慮した総合的な政策として行っていくことが重要であることは言うまでもない．

第2章 現在の高齢者の労働を取り巻く環境

(2) 厚生年金の対象拡大と保険料負担の上限拡大

年金財政については支出の抑制と同時に収入を増加させることも検討されなければならない。しかし，すでにみてきたように国民年金の第2号被保険者（厚生年金などの被用者年金被保険者）としての要件を満たさない自営業者や非正規労働者などの国民年金の第1号被保険者については，毎月定額の保険料を自分で納付することになっており，低所得者の負担増の問題や，未納，免除者の増加の問題から，保険料の引き上げなどによるこれ以上の大幅な収入の増加を見込むのは難しい状況である。

そこで，変容する雇用システムへの対応という違った側面からの対策として先にも述べたように，2016年10月から厚生年金の適用対象が拡大された。これにより，これまで第1号被保険者であった一部の非正規労働者が第2号被保険者となった。新たに第2号被保険者となった非正規労働者は，それまで毎月定額を自分で納付していた保険料を，報酬に応じて給与から天引きされる形で納めるようになったわけであるが，今回の拡大対象は，週の所定労働時間が20時間以上あること，雇用期間が1年以上見込まれること，賃金の月額が8.8万円以上であること，学生でないこと，そして従業員数501人以上の企業に勤めていることという5つの要件をすべて満たす人に限られた。2015年9月の社会保障審議会年金数理部会の推計によると，学生を除く週20時間以上の短時間労働者350万人のうち，今回の拡大で新たに第2号被保険者となるのは25万人程度とされており，未だ多くの非正規労働者が第2号被保険者になることができていない。今後さらに要件を緩和し，第2号被保険者の対象を広げて対象者の数を増やし，確実に保険料収入を確保することが必要である。

さらに，報酬に応じて負担額が決まる第2号被保険者の保険料の負担の上限について検討する必要がある。第2号被保険者の保険料は報酬に

応じて 31 の等級に分けられており，下限である 1 等級は月額報酬（毎月の給与）が 88,000 円未満の人で，先にも述べたが，2018 年 9 月時点の保険料は 16,104 円（労使折半のため被保険者の負担額はその半分の 8,052 円）である．その他に，例えば，月額報酬が 300,000 円の人は 19 等級となり，その保険料は 54,900 円（被保険者の負担額はその半分の 27,450 円）となる．そして，上限である 31 等級は月額報酬が 605,000 円以上の人となっており，その保険料は 113,460 円（被保険者の負担額はその半分の 56,730 円）である．つまり，月額報酬が 61 万円の人も 1,000 万円の人も 31 等級に該当し，保険料は 113,460 円（被保険者の負担額はその半分の 56,730 円）となり，月額報酬が 605,000 円以上の人は毎月の給与がいくら高くても保険料は一定になるような仕組みになっている．そして，月額報酬が 605,000 円以上となる目安の年収 800 万円以上の人の数は，わが国全体の給与所得者の 14％を占め，年収 1,000 万円以上の人も 6％，年収 1,500 万円以上の人も全体の 4％を占めている[9]．こういった高所得者の保険料負担についての見直しを行い，報酬に比例する仕組みを徹底することも効果的な政策であると考えられる．もちろん，年金制度，特に報酬に比例する仕組みである厚生年金は保険料負担に応じて給付額も増える仕組みであるため，高所得者の保険料を引き上げれば，その分将来の給付額も増大して年金財政の安定には結びつかない．そこで，そのような政策を実行する際には，社会保障としての年金制度の理念を再考し国民年金も厚生年金も同じ理念に則った運用を行うよう検討することが必要になる．具体的には，厚生年金に給付の上限を設け，保険料負担が仮に給付の上限を超えてもそれ以上の給付は行わないことにするなど，所得分配による制度設計を目指していくといった政策である．現在のわが国の年金制度は，国民年金の福祉的要素，厚生年金の保険的要素，そして在職老齢年金等の所得分配的要素が複雑に絡み合い，制度全体を支える一貫した理念が欠落しているのが現実である．

第2章　現在の高齢者の労働を取り巻く環境

一定の理念に従ったうえで一貫性のある運用方法を検討し，わが国の社会構造に合った制度のあり方を探っていく必要があると思われる．

（3）マイナンバー制度の活用

高齢者の雇用システムの確立によって年金財政の収支の改善が図られ，将来にわたって年金財政が安定してもそれが公正公平な仕組みになっていなければ国民からの理解は得られない．それはわが国の社会保障システム全体に言えることでもある．

実は，現行の社会保障システムの一部において，その人が本当にその社会保障を必要としているかどうかの判断が非常に曖昧に行われているという現実がある．従来の制度では，その人がどのような所得を得ているか，どのくらいの資産を蓄えているか，などの情報が不確実なまま適用の可否が決定されているのである．

例えば，健康保険制度において，被保険者によって生計を維持される被扶養者としての認定を受けるには収入要件があり，それは年間収入130万未満（60歳以上または障害者の場合は180万未満）とされている．具体的には，サラリーマンである父（被保険者）がその子どもを被扶養者として健康保険の適用対象とするには子どもの年間収入が130万円であることが条件になる．しかし，収入が130万円未満であるかどうかは申告によっているという実態があり，保険者（全国健康保険協会など）からのチェックは基本的に行われない（健康保険組合など独自の運用規定を持つ一部の健康保険制度を除く）．したがって，例えば非正規雇用を繰り返す年間収入200万円の25歳の子どもの収入を130万円未満と申告すれば保険料を払うことなく被扶養者として健康保険に加入できる仕組みとなっているのである．もちろん故意にこのような仕組みを悪用することは許されない行為であるが，そもそもその年間収入というものが，前年の収入を指すのか，直近1年のものを指すのか，それとも

68

向こう 1 年のものを指すのかについては一般にあまり知られておらず，
制度の理解不足によって誤った申告をし，健康保険の適用を受ける可能
性も十分考えられる．

　また，雇用保険制度における失業等給付の基本手当（いわゆる失業保
険）は，失業期間中の生活を保障するという趣旨から，例えば期間中に
1 週間程度就労によって収入を得たとすると，その期間の基本手当は減
額または不支給になる．しかし，この場合も，就労の事実があったかど
うかは基本的に申告制で，雇用保険を管轄する職業安定所等からの厳格
な審査は行われない．

　このように，社会保障制度の適用対象かどうかの判断は実は申告に頼
らざるを得ない面があった．その主な原因は縦割り行政のシステムにあ
る．社会保障を管轄する官庁と個人の所得や資産を把握し管轄する官庁
は別々でそれぞれ独立して運営されており，健康保険，年金，雇用保
険，生活保護など種々の制度がある社会保障についてはさらにそれを管
轄する官庁や機関が異なり，横のつながりがほとんどないまま運営され
ている．したがって，その人がどのような社会保障を必要としているの
か，またどのような社会保障を現に受けているのかは申告に頼らざるを
得ず，公正公平な社会保障の実現にはそれぞれを管轄する各官庁の枠を
超えて，国民ひとりひとりを一元的に管理するシステムの導入が不可欠
であった．

　そこで誕生したのが，「社会保障・税番号制度」いわゆるマイナン
バー制度である．マイナンバー制度は 2016 年 1 月から運用が始まり，
日本国内に住民票を有するすべての人に 1 人 1 つの番号を付して管理
し，複数の官庁や機関に存在する個人の情報を同一人の情報であること
を確認するために導入された．このマイナンバー制度導入により，制度
ごとにバラバラに管理されていた個人の社会保障や税の情報を一元管理
することが可能になった．これにより，社会保障における不正や二重の

第 2 章　現在の高齢者の労働を取り巻く環境

保障の防止，また，申告に頼らざるを得なかった部分の解消が期待でき，先に述べた健康保険制度や雇用保険制度においてもすでに一元管理や照会が始まっている．

　年金制度においてもこのマイナンバー制度導入によって非常に大きな効果が期待されている．一例として在職老齢年金制度の改善についての可能性が高まることがあげられる．在職老齢年金制度は，60 歳以降に働きながら厚生年金の給付を受ける場合，給与（賞与も含む）と年金の月額の合計額が一定の基準を超えると，年金の一部または全部がカットされる制度である．しかし，その対象となっているのは，あくまでも給与や賞与といった就労による所得のみで，さらに対象は原則として厚生年金の被保険者に限られている．例えば，不動産収入などの不労所得や，贈与などによって得た資産，また，厚生年金の被保険者とならない形態（例：自営業やパートタイム就労）で得た就労所得の場合は年金が減額されない仕組みになっている．年金を管轄する日本年金機構が個人の所得や資産を把握できないということが原因であったが，マイナンバー制度の活用によって資産や所得が正確に把握されて年金の給付や減額が公平に行われることになると思われる．

　運用が始まったばかりの現時点では，各社会保障番号とこのマイナンバーの統合作業を行っている段階である．また，個人の資産をどこまで把握する制度にするのかといった議論に結論は出ていない状況である．しかし，縦割り行政の弊害を受けながら運用されてきたわが国の社会保障の不合理な仕組みは早急に是正されるべきであり，近い将来このマイナンバー制度が活用されることによって公正公平な社会保障システムが確立されていくことが予想される．

わが国の高齢者雇用促進における制度的な課題について

わが国の高齢者雇用促進における制度的な課題について

POINTS

- わが国の労働力人口比率は 60 歳を境に低下し，65 歳以上でさらに低下している．
- 高齢者就業の阻害要因についての知見は「年金制度」，「定年退職制度」，「募集採用における年齢制限」の 3 つに集約することができる．
- 年金制度はさまざまな側面から高齢者の就業に影響を与えており，今後わが国では給付開始年齢がさらに引き上げられる可能性が非常に高い．
- 定年退職制度が高齢者就業の阻害要因になる根本的な問題は，使用者（企業）が定年を経験した高齢者に魅力的な就業機会を与えているかどうかに関わり，高齢者に開かれた魅力的な雇用機会を制約し引退に追い込む使用者の態度は，引退の「押し出し要因」である．
- 募集採用における年齢制限は合法的に広く行われており，わが国の慣例にも深く根づいた解決の難しい問題である．

少子高齢化時代に突入し今後ますますその進行が予想されるわが国では，高齢者の雇用の確保が必要である．幸いなことにわが国の高齢者の就業意欲は他の先進国と比べても高く，これは高齢者の雇用促進にとって好条件ということができる．

高齢者の就業に関するわが国の現状として，60 〜 64 歳の労働力人口比率は 80％を超え，65 〜 69 歳も 50％を超えている．ただ，他国と比較して高いとは言え 25 歳から 59 歳までの年代ではすべて 90％以上の割合であるのに対し，60 歳を境に就業率は低下し，65 歳以上でさらにそれが顕著になっている．また，労働力人口比率とは人口に占める労働力人口の割合を指す．さらに，労働力人口とは働く意思と能力を持つ人

第 2 章　現在の高齢者の労働を取り巻く環境

の数を指し，具体的には就業者数と失業者数を合わせたものである．したがって，労働力人口が多いからといって実際に就業している人が多いとは限らない．高齢者の就業状況をみてみると，就業を希望しながらも非就業，つまり失業状態となっている人の割合が 60 歳以上で 10% を超え 55 〜 59 歳の 2 倍以上の割合となっている（表 1，表 2）．以上のことから，60 歳や 65 歳という年齢を境に就業意思が著しく低下する要因や，希望しても就業できない何らかの要因があることがわかる．

　これら高齢者就業の阻害要因については多くの知見がある．それらを整理すると，主な要因は「年金制度」，「定年退職制度」，「募集採用における年齢制限」に集約することができる．特に，2001 年に開始された OECD の高齢者雇用プロジェクト（『Live Longer, Work Longer』）の 21 カ国の国別レポート（『Live Longer, Work Longer』）の日本版（2005, 2006）[10,11]（以下，報告）は，国際比較を踏まえ，その 3 つの阻害要因に言及している．

　以下で，これまでに明らかになっている高齢者就業の阻害要因について整理し，今後の高齢者雇用促進に向けた必要な政策について検討したい．

1. 年金制度

　高齢者も含めて私たちが就業する目的はいくつかある．そのなかでも，生計を維持するための所得確保というものが大きな目的の 1 つとしてあげられる．高齢者は，これまで述べたように年金制度という生活保障によって所得を得ることが可能である．したがって，就業の大きな目的の 1 つである生計維持のための所得確保は年金制度によって一定程度担保されることになる．これまで多くの研究で年金制度が高齢者就業の阻害要因として指摘され，OECD の報告のなかでも同様の指摘がなされている．ただ，すでに指摘したようにわが国の年金給付額は他国に比べ

て低額である．報告では，年金給付開始年齢で急激に引退率が増加する
米国のような国に比べ影響は比較的少なく，わが国の年金制度の所得代
替効果の低さが高齢者の就業意欲の高さにつながっていると説明してい
る．このことは，年金制度を拡充して高齢者の社会保障を手厚くするこ
とが高齢者の就業意欲を衰退させるマイナスの影響をもたらすことを暗
に示唆している．したがって，少子高齢化が進み高齢者の雇用促進を図
るわが国においては，高齢者就業の促進と年金財政の安定化の両面から
考えて，今後年金給付開始年齢を引き下げるといった拡充策が検討され
る必要性は低いと思われる．

（1）年金に対する時間的選好

　年金制度を高齢者就業の阻害要因として扱う前に年金に対する時間的
選好についても触れておきたい．

　国民年金も厚生年金も長い被保険者期間に保険料をどれくらい負担し
たかによって給付額が変わり，給付を受ける期間も長い．したがって，
年金の負担と給付は，高齢期以前も含め，長期的に家計や労働に影響を
与えると思われる．老後の生計維持に備えた貯蓄，家計の予算制約，そ
のための労働による所得確保，老後の年金給付額を見据えた保険料負担
の設定など，高齢期以前の行動（準備）と老後の年金制度は本来深く関
係しているはずである．

　しかし，それらは今日の年金制度において長期的にはあまり深く関係
しない可能性がある．わが国の年金制度のように負担と給付のタイミン
グが一定でなく，制度が複雑で一般の理解が進んでいないと，負担と給
付の対応関係が労働や貯蓄にどの程度影響するのかを明らかにすること
は非常に難しいと言える．例えば，支払った保険料がどれほどの給付に
つながるかは給付年齢の社会情勢や年金制度によって決まる．また，仮
に現状の年金制度に従って将来の年金給付額を計算しても，それをもと

第2章　現在の高齢者の労働を取り巻く環境

表1　男性（25歳以上）の労働力人口と労働力人口比率（総務省統計局．労働力人口調査．2016より）

年次	労働力人口（万人）									
	25〜29	30〜34	35〜39	40〜44	45〜49	50〜54	55〜59	60〜64	65〜69	70歳以上
昭和60　（1985）	378	444	522	445	397	374	307	171	99	88
61　（1986）	377	420	551	425	402	381	316	185	97	89
62　（1987）	378	406	539	434	414	384	325	198	99	91
63　（1988）	382	394	509	463	423	387	334	209	104	94
平成元年（1989）	385	389	475	487	444	383	340	222	109	95
2　（1990）	396	384	448	518	439	385	348	234	118	99
3　（1991）	398	382	427	550	420	392	359	245	134	103
4　（1992）	399	385	410	541	432	406	364	255	144	106
5　（1993）	411	388	398	510	460	415	367	263	151	108
6　（1994）	421	389	392	473	483	432	363	264	157	112
7　（1995）	430	397	385	445	512	429	364	268	161	117
8　（1996）	454	397	381	425	541	409	371	272	162	123
9　（1997）	463	405	385	409	534	422	386	277	168	130
10　（1998）	472	416	388	395	503	447	392	279	171	133
11　（1999）	479	426	389	389	468	471	410	274	172	139
12　（2000）	485	433	398	383	439	499	404	270	170	140
13　（2001）	481	451	396	379	417	526	384	272	171	139
14　（2002）	456	463	401	381	400	514	394	279	168	140
15　（2003）	440	471	411	384	388	484	418	284	164	142
16　（2004）	423	477	420	385	382	450	439	294	159	146
17　（2005）＊	408	478	427	392	376	423	468	289	164	153
18　（2006）＊	397	475	446	392	374	403	494	279	170	155
19　（2007）＊	373	465	463	401	376	389	487	305	181	165
20　（2008）＊	366	447	473	412	380	377	458	334	190	166
21　（2009）＊	359	429	480	422	381	373	428	352	196	166
22　（2010）＊	352	413	483	429	391	369	405	373	193	168
23　（2011）	〈346〉	〈399〉	〈477〉	〈447〉	〈388〉	〈365〉	〈385〉	〈391〉	〈183〉	〈178〉
24　（2012）	338	384	463	459	393	364	367	383	190	185
25　（2013）	330	372	447	468	404	368	358	364	210	190
26　（2014）	321	364	428	475	414	368	355	347	229	197
27　（2015）	313	357	410	477	420	377	350	332	251	201
28　（2016）	310	350	394	472	440	377	348	321	269	202

注)

1. 労働力調査では，2011年3月11日に発生した東日本大震災の影響により，岩手県，宮城県及び福島県において調査実施が一時困難となった．ここに掲載した，2011年の〈　〉内の数値は補完的に推計した値（実数は2010年国勢調査基準，比率は2005年国勢調査基準）である．

2. ここでは，1953年から1977年の数値として，時系列接続用数値（1967年の調査改正及び1975年国勢調査の確定人口による補正を行ったもの）を掲載した．このため，1977年以前の数値は，各年の報告書の数値とは異なる．

また，2012年1月結果から算出の基礎となる人口を2010年国勢調査の確定人口に基づく推計人口（新基準）に切り替えた．ここでは，この切換えに伴う変動（全国の15歳以上人口で約69万人の増加）を考慮し，2005年から2010年までの数値（「年次」欄に「＊」を付してある青色の数値）について，2012年以降の結果と接続させるため，時系列接続用数値（2010年国勢調査の確定人口による遡及ないし補正を行ったもの）に置き換えて掲載した（比率は除く．）．このため，当該期間の数値は，各年の報告書の数値及び統計表やe-Stat上のデータベースの数値とは異なる．

なお，注)1.のとおり2011年の〈　〉内の数値は補完的に推計した値（2010年国勢調査基準）である．

74

わが国の高齢者雇用促進における制度的な課題について

年次	労働力人口比率（％）									
	25〜29	30〜34	35〜39	40〜44	45〜49	50〜54	55〜59	60〜64	65〜69	70歳以上
昭和60 （1985）	95.7	97.2	97.6	97.2	96.8	95.4	90.3	72.5	55.6	26.8
61 （1986）	95.9	96.8	97.3	97.3	96.6	95.3	90.5	72.5	53.9	26.4
62 （1987）	95.9	96.9	97.3	97.3	97.2	95.5	91.0	71.7	53.8	25.9
63 （1988）	96.2	97.0	97.5	97.5	97.2	96.0	91.3	71.1	54.5	26.1
平成元年（1989）	96.0	97.0	97.5	97.4	97.6	96.0	91.6	71.4	53.4	26.0
2 （1990）	96.1	97.5	97.8	97.6	97.3	96.3	92.1	72.9	54.1	26.3
3 （1991）	96.1	97.4	97.9	97.9	97.4	96.3	93.2	74.2	56.8	26.6
4 （1992）	96.4	98.0	98.1	98.2	98.0	97.1	93.6	75.0	56.5	26.6
5 （1993）	96.5	98.0	98.3	98.3	97.9	97.2	94.1	75.6	55.3	26.3
6 （1994）	96.3	97.7	98.2	97.7	97.8	97.1	94.0	75.0	54.7	26.2
7 （1995）	96.4	97.8	98.0	97.8	97.7	97.3	94.1	74.9	54.2	26.1
8 （1996）	97.0	98.0	97.9	98.2	97.7	97.4	94.6	74.5	53.1	26.1
9 （1997）	96.5	97.8	98.0	98.1	97.8	97.5	94.8	74.5	53.3	26.2
10 （1998）	96.1	97.7	98.0	97.8	97.7	97.0	94.5	74.8	52.9	25.4
11 （1999）	95.6	97.5	97.7	97.7	97.5	97.1	94.7	74.1	52.6	25.3
12 （2000）	95.8	97.7	97.8	97.7	97.3	96.7	94.2	72.6	51.1	24.3
13 （2001）	95.4	97.2	97.8	97.7	97.2	96.3	93.9	72.0	50.1	23.0
14 （2002）	94.6	96.9	97.3	97.4	97.1	96.3	93.8	71.2	48.1	21.8
15 （2003）	94.4	96.7	96.9	97.5	97.2	96.0	93.5	71.2	46.7	21.2
16 （2004）	94.0	96.6	96.8	97.2	97.0	95.7	93.2	70.7	45.6	20.9
17 （2005）＊	93.6	96.4	97.0	97.0	96.7	95.7	93.6	70.3	46.7	21.1
18 （2006）＊	93.9	96.5	96.7	97.0	96.9	95.7	93.2	70.9	47.6	20.7
19 （2007）＊	94.0	96.9	96.6	97.1	96.9	95.8	93.1	74.4	48.5	20.9
20 （2008）＊	94.4	96.5	96.7	96.9	96.9	95.7	92.5	76.4	49.6	20.4
21 （2009）＊	94.0	96.1	96.7	97.0	96.4	95.9	92.4	76.5	49.4	19.9
22 （2010）＊	94.2	96.2	96.7	96.8	97.0	95.8	92.8	76.0	48.9	19.6
23 （2011）	〈93.9〉	〈96.3〉	〈96.7〉	〈96.5〉	〈96.2〉	〈95.5〉	〈92.7〉	〈75.3〉	〈48.4〉	〈20.0〉
24 （2012）	93.6	96.0	96.5	96.2	96.1	95.0	92.2	75.4	49.0	20.2
25 （2013）	93.8	95.6	96.5	96.3	96.2	95.3	92.7	76.0	50.7	20.1
26 （2014）	93.6	95.8	96.4	96.2	96.1	94.6	93.2	77.6	52.5	20.2
27 （2015）	93.2	95.7	96.2	96.2	95.9	95.0	93.1	78.9	54.1	20.3
28 （2016）	93.9	95.4	96.1	96.3	96.1	95.0	93.3	80.0	54.8	20.2

第2章　現在の高齢者の労働を取り巻く環境

表2 高齢者（男性）の就業非就業状況の割合
（総務省．就業構造基本調査．2012 より）

(%)

		55〜59歳	60〜64歳	65〜69歳	70〜74歳	75歳以上
就業者	雇用者	67.7	47.1	25.3	11.9	2.9
	役員	9.4	9.7	8	5.8	3.2
	自営業主	12.2	15.4	15.2	14.1	9.3
	その他	0.2	0.3	0.4	0.5	0.7
	就業者小計	89.7	72.7	49	32.4	16.1
非就業者	就業希望者	5.8	10.1	12.5	11.2	5
	非就業希望者	4.3	17	38.2	56	78.3

に老後の推定貯金額から現在の家計の予算を決めて消費行動や就労を行うことは非常に困難である．さらに，現役時代に多くの保険料を負担していたとしても在職老齢年金制度によってカットされることもある．つまり，負担と給付のうち，負担については将来の給付に備えた長期的な保険料負担よりも租税としての意味合いが強く，本来高齢期以前から家計の消費行動や就労に連動するはずの仕組みがそうはなっていないと言えるのである．

　年金の給付は家計に大きな影響を与える．しかしこのように制度の複雑さや給付額の不確実性の問題により，高齢となって老齢年金の給付を受ける段階になって初めてその影響を消費行動や労働による所得確保に反映させるのが実情である．さらに，それは年金制度が持つ老後に向けたリスクヘッジ，つまり先の将来に向けた長期的な行動というより，目の前の給付についての短期的な視点での行動として現れる．例えば，先に述べたように老齢基礎年金には繰り下げ給付という制度があり，65歳になっても給付を受けず給付年齢を繰り下げていくと給付を受け始めるときの年金額が最大42%増額され，以降その額を生涯にわたって受けることができる．つまり，働けるうちに働いて所得を確保しつつ，この繰り下げ給付の制度を利用すれば，年間約30万円多く給付を受ける

わが国の高齢者雇用促進における制度的な課題について

ことができる．さらに，給付開始から約12年で給付総額が逆転し，以降その差は広がっていくのである．しかし，この制度の利用はわずか1％程度に過ぎない．ちなみに，その逆の給付年齢を65歳以前に繰り上げる繰り上げ給付の利用者は先に示したとおりその10倍の数にのぼる．長期的な給付額の確保よりも，いかに目の前の給付の確保に着目した行動をとり，年金制度を短期的な家計のやり繰りにつなげているかがわかる．年金の給付に対するこうした時間的選好が高齢者の就業における阻害要因につながっていると考えることができる．

(2) 在職老齢年金制度

　年金制度が高齢者の就業に影響を与える具体的時期については，年金の給付が始まるタイミングがあげられる．わが国の老齢基礎年金（国民年金）の給付開始は原則として65歳である．老齢厚生年金（厚生年金）の給付開始年齢も，最終的に2025年4月から（女性は2030年4月から），老齢基礎年金と同じ65歳になることが決まっており，現在はその経過措置期間中である．それぞれ繰り上げ給付制度や経過措置などが絡んでいるためすべての高齢者の年金給付開始年齢が同じではないが，高齢者それぞれが年金の給付開始のタイミングで就業が抑制されると考えられている．したがって，今後給付開始年齢が引き上げられることになれば，高齢者の就業意欲はその年齢まで維持されることになると予想される．

　しかし，年金給付対象となった高齢者の就業に持続的に影響を与えるのが，繰り返し述べている厚生年金の在職老齢年金制度である．就労によって所得を得れば得るほど，年金額が減額されるため，この制度により高齢者の就業が阻害されている．制度の緩和や廃止によって高齢者の就業意欲が増す可能性があることが多くの実証研究によって指摘されているところである．他方，年金の給付が就労所得の代替効果を持ち，高

第 2 章　現在の高齢者の労働を取り巻く環境

齢者の就労に負の影響を与えるという側面から捉え，逆に減額を強化するほうが高齢者の就業意欲は高まることになるという研究結果もある．実際，在職老齢年金制度が導入される 1965 年以前のわが国においては，60 歳以上の就業者に対して年金給付は全額カットとなっていた．そのため，年金給付額が低い高齢者は就業によって所得の一部を補うことができず，現役並みに就業を行って所得を確保するより他に選択肢がなかった．しかし，近年の社会保障の充実や，年金の保険的性格を考慮すれば，減額を強化するような政策は制度の後退を意味する．徐々に減額のハードルを下げてきたこれまでの在職老齢年金制度の流れに沿って今後さらにそのハードルを下げていく方策が適当であると思われる．

　OECD の報告でも，在職老齢年金制度は高齢者の就業に対して無視できない影響を与え，特にフルタイム就業（厚生年金被保険者となる形態での就業＝減額対象となる形態での就業）を阻害することにつながるこのような制度は適切ではないと指摘されている．

　さらにこの在職老齢年金の存在は，年金制度の根本的な部分であるその名目についても疑問を生じさせる．社会保障はその給付対象となる事象が生じた場合に給付が行われ，特に社会保険を含む保険分野ではそれを「保険事故」と呼称する．例えば，雇用保険の失業等給付は「失業」という保険事故がその給付の要件である．また，労災保険の給付を受けるには「労働災害」という保険事故が要件になる．同様に健康保険を使って医療機関で療養の給付を受けるには「疾病」や「負傷」という保険事故が必要な要件である．このように，保険事故に応じた保険給付によって社会保障は成り立っているのである．しかし，在職老齢年金制度によって減額される老齢厚生年金は，その名称からすると「老齢」が保険事故のようにみえるが，実態を考えると「老齢」ではなく「退職」が保険事故となっているように思える．実は厚生年金は以前から「退職年金」の色合いが濃く，先に述べたように就業する高齢者はより厳格に減

78　　**JCOPY** 498-05920

わが国の高齢者雇用促進における制度的な課題について

額や全額カットが行われていた．現在は徐々にこの老齢厚生年金の対象となる保険事故が「老齢」に近づき，現在はいわば「老齢による就業所得の減少」が保険事故であるという状況になっているが，在職老齢年金制度が存在するがゆえに未だに老齢厚生年金の保険事故がはっきりと定まっていない．また，そもそも年金制度が高齢者の就業の阻害要因として指摘されていることから，「老齢による就業所得の減少」という保険事故については年金制度そのものが引き起こしていると考えることもできるのである．今後，在職老齢年金制度の緩和や廃止によって，高齢者就業の阻害要因を排除すると同時に，保険事故を「老齢」とはっきりと定め，名目，実態ともに整合性のある仕組みにしていく必要があると思われる．

(3) わが国の雇用システム

　年金制度と密接な関わりがあるという点でわが国の雇用システムの現状および将来に向けた政策の方向性がどのようになっているのかについても触れておきたい．年金制度は雇用のシステムと深い関係があることは先にも述べた．わが国の「社会構造に合った年金制度のあり方」は，将来に向けた「雇用システムに合った年金制度のあり方」と言い換えることができる．さらに言えば，年金制度と雇用システムが相補的に発展していくことが重要であり，高齢者を含めた労働者数の増加に向けた施策の検討は必要不可欠なのである．

　2014 年 4 月に雇用対策法施行規則の改正に伴う雇用政策基本方針が示された．そこでは，以下の内容が明示されている．

　　① 教育と雇用をつなぎ，あらゆる状況の若者にキャリア形成のチャンスを提供

　　②「シニアの社会参加モデル」を構築

　　③「女性の活躍は当たり前」という社会へ

第 2 章　現在の高齢者の労働を取り巻く環境

④　男性の働き方にも多様性・柔軟性を

⑤　障害者等が能力と適性に応じて活躍できる社会を目指して

⑥　様々な事情・困難を克服し，就職を目指す人たちを支援

⑦　外国人材の活用により我が国の経済活性化を

　このように，昨今の雇用政策の柱は若年者，高齢者，女性（男性の育児等への参加も含む），障害者，外国人に対する雇用対策である．女性の就業率や障害者の雇用率は近年伸びてきており，若年者や外国人に対する雇用対策についてはこれからの課題となっている．そして，少子高齢化が進展するなかでこれらの政策の柱のうち，最も重要なものは②の高齢者を対象にした雇用対策であると考えられる．60 歳代以降の就労を本格化させ，高齢者の雇用を当然と考える社会システムを確立しなければわが国の再興を担うに必要な労働者数の確保は実現しない．

　表 1 にわが国の男性（25 歳以上）の労働力人口（人口に占める労働力人口の割合）と労働力人口比率（人口に占める労働力人口の割合）を示しているが，高齢化に伴う高齢者の増加に伴って 60 歳以上の労働力人口も増加している．労働力人口比率をみると，直近 10 年で 60 歳から64 歳の比率が伸びており，それには厚生年金の給付年齢の引き上げや後述する各企業の定年延長，再雇用制度導入が関係していると考えられる．しかし，25 歳から 59 歳までの年代では労働力人口比率がすべて90％以上の割合であることを考えると，60 歳から 64 歳が未だ低い割合であることがわかる．また，65 歳以上の労働力人口比率に至っては，近年においてもまったくといってよいほど伸びていない．

　60 歳以上の年代は，年金の保険料負担と給付のはざまの年代であり，「シニアの社会参加モデル」が構築され，このような年代の就業が促進されれば年金制度と雇用システムが相補的に発展していくことに直結する．高齢者雇用に関する課題を解決し，就業意欲を持つ高齢者が安心して生き生きと働き続ける環境や雇用システムを整えることが必要で

わが国の高齢者雇用促進における制度的な課題について

あり，それによって労働者数は増加して年金財政の安定へとつながっていくことも予想される．

2. 定年退職制度

　年金の支給開始年齢と密接に関わるのがわが国の多くの企業で採用されている定年退職制度である．旧来 55 歳が主流であった定年退職の年齢（以下，定年）は，厚生年金の支給開始年齢を追いかける形で 60 歳へと引き上げられた．さらに，支給開始年齢が 65 歳に引き上げられるのに合わせ，国は企業に定年を引き上げるよう働きかけている．ただ，実際は継続雇用制度の活用などによって 65 歳までの雇用確保措置を義務づけるにとどまっている．

　定年退職制度は雇用慣行の 1 つで，いわば強制的な退職年齢を定めたものである．わが国では解雇の制限などによって簡単に従業員を辞めさせることができず，雇用の弾力性が乏しくなっているため，企業経営者にとって雇用の調整と均衡を図るうえでこの定年制度は大きな意義を持っている．しかも，働く側にとっても終身雇用や年功賃金制の恩恵を受けることができるというメリットがある．

　定年は企業と労働者の合意や協議によって決められ，就業規則等に明記されることになっている．そして，その根拠となっているのは「高年齢者等の雇用の安定等に関する法律」（いわゆる，高年齢者雇用安定法）である．

　1971 年に制定された高年齢者雇用安定法は，制定後しばらくの間は高齢者の雇用促進に関する一般的な原則を定めるものであった．その後，雇用の場における年齢制限の緩和に向けて改正を繰り返すようになり，1986 年に企業に対し 60 歳までの雇用の努力義務を課す法改正を行った．そして，1998 年に 60 歳までの雇用が企業に義務づけられたことで，それまで 55 歳定年が一般的であったわが国の雇用慣行は 60 歳定

第 2 章　現在の高齢者の労働を取り巻く環境

年がスタンダードとなった．さらに，2004 年の改正では企業に対し 65 歳までの雇用の確保を要請し，2006 年 4 月から企業は，定年の廃止，65 歳までの定年の引き上げ，または継続雇用制度導入のいずれかを実施し，65 歳までの雇用を確保する義務を負うことになった．法改正後，各企業で速やかに高齢者の雇用確保策が施行されたが，多くの企業が定年は 60 歳のままで継続雇用制度の導入によって対応している．ただ近い将来，60 歳定年制が見直されるのは明白であり，そのための準備期間としてはすでに十分な期間が経過していると思われる．しかし，単純に定年を 65 歳とすることが効果的な政策であるのか，ひいては，わが国の雇用政策として定年制度をこのまま維持していくのか否かは慎重に検討する必要がある．その大きな理由は，定年退職制度が高齢者就業の阻害要因と考えられていることである．当然のことながら，この定年退職は必ずしも完全な引退を意味するわけではなく，定年後に別の職場などで働き続けるケースは多くみられる．しかし，定年が完全な引退の重要なきっかけになっていることはこれまでの研究で繰り返し確認されており，今後の少子高齢化の進展や多様な働き方を考慮した場合，この定年退職制度がわが国の雇用慣行として有効なものであり続けるかは議論の余地がある．OECD の報告においても，過去に労働者の就業意欲を高めるうえで効率的な仕組みの一部をなしていた定年退職制度は，労働力が高齢化するにつれて持続可能ではなくなるとし，その慣行に疑問を呈すべき時がきていると指摘している．

　ただ，仮に定年退職制度を維持したとしてもそれをもって高齢者の就業が阻害されるとは言い切れない．定年退職制度が高齢者就業の阻害要因になる根本的な問題は，使用者（企業）が定年を経験した高齢者に魅力的な就業機会を与えているかどうかに関わっている．OECD の報告では，年金制度や諸外国にみられる早期引退制度などのように，経済的なインセンティブによって引退に引き込む「引き込み要因」と区別して，

わが国の高齢者雇用促進における制度的な課題について

高齢者に開かれた魅力的な雇用機会を制約し引退に追い込む使用者の態度を，引退の「押し出し要因」と呼んでいる．わが国の各企業は，高齢者，特に定年以降の高齢者に対して魅力的な雇用機会を設けているとは言い難い状況であり，報告では，わが国の企業が高齢者の雇用維持や新規雇用に対して明らかに乗り気でないと指摘されている．その理由として，高齢者の賃金がその生産性と比較して高くなりすぎていることや雇用調整のために定年退職制度に頼らざるを得ないことをあげている．

高齢者の賃金がその生産性と比較して高くなることは年功賃金制というわが国の1つの雇用慣行が大きく関係している．わが国に限らず多くの国で賃金は年齢とともに上昇する傾向がある．これは労働者が多くの経験を積み重ねるに従って知識や技術を身につけその生産性が向上することの反映であると言える．しかし，職能給や成果給などの賃金制度を採用して労働者個々の業績を反映させることによって結果的に年齢とともに賃金が上がる他国の事情とは異なり，わが国は終身雇用と定年退職制度を前提に，労働者個々の業績ではなく単純に年齢や経験年数で賃金を決定する比較的稀な特徴を持っている．このような制度では，賃金は若年期に生産性より低く設定され，高齢期には逆に生産性より高くなるように設定されて長期間でみた場合の賃金支払い総額と生産総額の均衡を保つという考え方の上に成り立っている．

年功賃金制度によって生産性より高くなった高齢者の賃金は，定年を機に生産性に見合った額に再評価される．多くの場合，定年時の賃金がピークとなっているため，高齢者は定年以降大幅な賃金カットに直面することになる．さらに，従来労働者に不利益となる雇用条件の変更を行うことができない企業側のごく自然な思惑により，定年をきっかけに役職，職務内容，勤務形態などの変更も併せて行われることが一般的である．そのような変化に伴い，定年を経験した高齢者は自身の労働に対する価値や経済的インセンティブが低下したという心情を抱く．また，希

第2章　現在の高齢者の労働を取り巻く環境

望する就労条件とのギャップも感じることになる．そしてそれが就業意欲の低下につながると考えられるのである．

　このようにわが国では，定年は高齢者の就業意欲を低下させたり，希望する就労条件での就業を困難にしたりする1つの契機になっており，定年退職制度は高齢者就業の阻害要因となっているのは間違いないと思われる．ただ，定年退職制度はわが国独自の政策ではなく，ドイツやフランスなどのヨーロッパ諸国や韓国やシンガポールなどのアジア各国でもみられる政策である．これらの国々でも当然のことながら，定年退職制度が高齢者就業の阻害要因となっている可能性はある．しかし少子高齢化の急速な進展や年功賃金制度という要素はわが国特有の問題であるため，これらを踏まえて定年退職制度がわが国にもたらす功罪を分析し，経済の再興を担うべき労働力を確保するための政策を実行していく必要があると思われる．

3. 募集採用における年齢制限

　高齢者の就業を阻害する明白な要因となっているのが募集採用における年齢制限である．総務省の労働力調査で高齢者が「仕事につけない理由」として常に最も多いのは「求人の年齢と自分の年齢が合わない」，つまり応募できる求人がないことである．

　アメリカでは1967年に雇用に関する年齢差別禁止法（The Age Discrimination in Employment Act of 1967：ADEA）が成立しており，カナダ，オーストラリア，ニュージーランドなどでも雇用における年齢差別は厳格に禁止されている．ヨーロッパでは2000年にEUで「雇用及び職業における均等待遇の一般的枠組みを設定する指令」が採択され，全加盟国で年齢差別禁止法制の整備が進んだ．

　わが国では，2001年10月に施行された改正雇用安定法で募集採用時に年齢制限を行わないことが企業の努力義務となり，2004年12月に施

84

わが国の高齢者雇用促進における制度的な課題について

行された改正高年齢者雇用安定法では募集採用時にやむを得ず年齢制限を設ける場合にはその理由（厚生労働省が示したものに限る）の明示が義務づけられた．さらに，2007年10月に施行された改正雇用対策法によって募集採用時に定年以下の年齢制限を設けることが禁止された．このような政策により年齢を不問とする求人の割合は順調に増加し，厚生労働省によると，2004年当初20％未満であった年齢不問求人の割合は2005年には40％を超え，現在は50％台で推移している．

　しかし，募集採用において定年を上限とする求人は依然として多く，定年退職制度によって退職し，再就職のために求職を行う人の受け皿は若年層に比べ半分にも満たない状況である．さらに，定年を上限とした求人の他にも，より低い年齢を上限とした求人が実際には存在する．具体的には，定年の他に「長期勤続によるキャリア形成を図る観点から，若年者等を期間の定めのない労働契約の対象として募集・採用する場合」，「技能・ノウハウの継承の観点から，特定の職種において労働者数が相当程度少ない特定の年齢層に限定し，かつ，期間の定めのない労働契約の対象として募集・採用する場合」などの5つが雇用対策法施行規則のなかで例外的に年齢制限を行うことが認められる場合としてあげられているのである．年齢制限を設けている求人の中にはこのような例外規定を用いて定年よりさらに低い年齢制限を設けている求人も多くみ受けられる．各企業が募集採用に関してこのような年齢制限を行う理由は，賃金の高さや年齢構成のバランスなどが考えられるが，明確な説明や合理的な理由について報告された知見はないとの指摘がある[12]．ただ，理由や合理性はどうあれ，わが国において募集採用の年齢制限が広範に行われているのは事実である．

　さらに，年齢制限という認識を超え，もはやわが国の常識ともなっている雇用慣行がある．それは，毎年度の初めに行われる新規学卒者の一括採用である．わが国では当然のように毎年多くの新規学卒者が企業に

85

第２章　現在の高齢者の労働を取り巻く環境

採用されるが，この慣行は明らかに若年者を優遇する募集採用における事実上の年齢制限である．仮に，毎年生じる企業の新年度の採用枠が新規学卒者のみを対象とするものでなく，誰でも応募でき，かつ採用の可能性があるものであれば高齢者を含めて全年齢層の雇用機会は明らかに増大する．

新規学卒者一括採用慣行によりわが国の新規学卒者は卒業と就職との間に空白の期間が生じにくいが，諸外国の例をあげると，卒業から就職までにデンマークでは平均 1 年 3 カ月，ドイツ，イギリスで平均 1 年 6 カ月，スペインでは平均 2 年 11 カ月という非常に長い期間を要している[13]．これらの国々では新規学卒者が特に優遇されるわけではなく，すでに職業経験のある人と同じように就職活動を行う．したがって，知識，能力，技術の面で新規学卒者は逆に就職が難しい状況となっているのである．

わが国とこれらの国々とのこのような違いは「ジョブ型雇用」と「メンバーシップ型雇用」というもので説明される[14]．欧米諸国でみられる「ジョブ型雇用」とは，必要な仕事を先に定め，その仕事ができる人を雇用して仕事に当てはめていく雇用の型である．一方新規学卒者一括採用を含めてわが国で広く行われている「メンバーシップ型雇用」とは，人を雇用してまず企業組織に取り込みその人に仕事をあてはめていく雇用の型である．つまり，「ジョブ型雇用」は仕事に人をはりつけ，「メンバーシップ型雇用」は人に仕事をはりつけていくというものである．その仕事と人を結びつけるのか，その企業と人を結びつけるのかという点が大きく異なる．

「ジョブ型雇用」では，すでに定められた仕事をこなす知識，能力，技術が必要である．したがってその仕事をできる人を採用することになり，現有の能力や技術が高く即戦力になり得る人が採用される．したがって，その仕事を経験したことがある人が採用に有利になる．一方

86

わが国の高齢者雇用促進における制度的な課題について

「メンバーシップ型雇用」では，やるべき仕事の範囲や性質が明確に定まっていないため，将来的にどこまで仕事の範囲を広げることができるかなどの潜在能力やあらゆる仕事に対応できる柔軟性，また，組織に対する協調性や帰属意識に期待が持てるかなどで採用を判断する．企業組織のメンバーの一員として従順に仕事をこなしていくことができるかどうかが採用においては重要なポイントとなる．したがってむしろ他の企業を経験したことがない，つまりまだ社会人として何色にも染まっていない人を求めていくことになるのである．

　メンバーシップ型雇用に代表されるように，わが国では雇用において若年者を欲する傾向が顕著である．募集採用における年齢制限や新規学卒者一括採用などの表面に現れている若年者優遇措置だけではなく，選考の際に年齢の若いほうを優遇するなど，企業で暗黙のうちに行われているものも含めれば，雇用の現場における年齢による差別は社会常識に近いものかもしれない．しかしもし年齢によって有能な人の雇用機会が奪われてしまっているとすると，それは非常にもったいないことである．先にも述べたが，募集採用に関して年齢制限を設けることによる合理性は明らかにされておらず，年齢ではなく個々の事情によって総合的に採用が判断されるべきであると思われる．OECD 報告では，年齢にかかわらない雇用を実現することで転職率が今より高くなり，労働市場はより活性化されると述べられている．しかし，その目標を達成するためには年齢に関係するすべての雇用慣行を一掃する必要があり，人事管理の大幅な変革と難しい政策選択が伴うとも指摘されている．わが国に定着してしまっている雇用における年齢差別の問題はそれほどまで根の深い問題であると捉えることができる．

第 2 章　現在の高齢者の労働を取り巻く環境

【参考文献】

1）厚生労働省年金局. 平成 26 年度厚生年金・国民年金事業の概況. 2015.
2）総務省統計局. 統計 Today No.97 最近の正規・非正規雇用の特徴.
　　http://www.stat.go.jp/info/today/097.htm（2019.5.30 アクセス）
3）厚生労働省年金局. 平成 26 年度の国民年金の加入・保険料納付状況. 2015.
4）厚生労働省年金局. 国民年金　免除者数，免除割合，納付率，繰上げ率の推移.
　　年金財政ホームページ.
　　http://www.mhlw.go.jp/nenkinkenshou/report/zaisei/data/data01/kokumin/kk-15.html
　　（2019.5.30 アクセス）
5）OECD. Pensions at a Glance 2013 OECD and G20 indicators. 2013.
6）堀江奈保子. 年金支給開始年齢の更なる引き上げ― 67 歳支給開始の検討とその
　　条件. みずほ総研論集. 2008.
7）中澤正彦，影山 昇，他. 年金財政と支給開始年齢に関する定量的分析. 財務省
　　財務総合政策研究所. フィナンシャル・レビュー. 2014.
8）浜田浩児. 高年齢者雇用確保措置の生計維持効果―年金支給年齢の引上げに関連
　　して. JILPT 第 2 期プロジェクト研究シリーズ　高齢者雇用の現状と課題.
　　2012.
9）国税庁. 平成 27 年分民間給与実態統計調査―調査結果報告.
　　https://www.nta.go.jp/publication/statistics/kokuzeicho/minkan2015/pdf/000.pdf
　　（2019.5.30 アクセス）
10）OECD, 編著. 清家 篤, 監訳. 高齢社会日本の雇用政策. 東京: 明石書店;
　　2005.
11）OECD, 編著. 濱口桂一郎, 訳. 世界の高齢化と雇用政策. 東京: 明石書店;
　　2006.
12）奥西好夫. 高齢者の労働需要. In: 清家 篤, 編. 高齢者の働きかた. 京都: ミネ
　　ルヴァ書房; 2009. p.112-30.
13）OECD, 編著. 濱口桂一郎, 監訳. 日本の若者と雇用. 東京: 明石書店; 2010.
14）濱口桂一郎. 日本の雇用と労働法. 東京: 日本経済新聞出版社; 2011.

第**3**章 今後の高齢化の動向と 労働政策

藤井　樹（医療法人しょうわ会，福岡県社会保険労務士会）
萩原明人（国立循環器病研究センター，九州大学）

わが国の高齢化の動向と高齢者の労働政策

POINTS
- ほぼすべての企業で65歳までの雇用確保策が導入されているが，ほとんどの企業で定年後の再雇用などによる継続雇用の実施にとどまっている.
- 定年を機に高齢者の賃金は減額されることが一般的である.
- 高齢者の背後にある就業意欲は無償の社会貢献活動では満たされない.
- 高齢者が「働ける社会」から「働きやすい社会」へと転換していくことが必要である.
- 高齢者自身も含めた従業員の意識改革と第四次産業革命への対応に向けた高齢者の自助努力が今後の課題である.

　少子高齢化によって不足する労働力を確保することは重要な課題である．その課題の解決に向けてこれまでわが国では高齢者雇用の促進に向けたさまざまな政策を実施してきた．前章で触れた高齢者就業の阻害要因の排除に向けた取り組みがその政策の柱であるが，ここでは，わが国で実施されてきたそれ以外の政策も概観し，高齢者就業の現状について分析する．それらを踏まえて高齢者雇用促進に向けて必要と思われる今後の具体策についても検討したいと思う.

第 3 章　今後の高齢化の動向と労働政策

1. わが国の高齢化と高齢者雇用促進に向けたこれまでの政策

　　内閣府の 2016 年版高齢社会白書によると，わが国の総人口は 1 億
2,711 万人で，65 歳以上の高齢者人口は 3,392 万人，総人口に占める割
合（高齢化率）は 26.7％である（2015 年 10 月 1 日時点）．高齢化率は
1950 年には 5％未満であったが，1970 年に 7％になり，1994 年には
14％を超え，現在は 26.7％になっている．つまり直近 20 年で高齢化率
は急激に上昇し，少子高齢化が急速に進展していることがわかる．将来
推計でも高齢化率は上昇を続け，2035 年には 33.4％，2060 年には
39.9％に達し，国民の 2.5 人に 1 人が 65 歳以上の高齢者となる社会が到
来すると言われている．65 歳以上の高齢者と 15 ～ 64 歳の現役世代の
人口比率をみると，1950 年には 1 人の高齢者に対し 12.1 人の現役世代
がいたが，2015 年には高齢者 1 人に対し 2.3 人，さらに 2060 年には高
齢者 1 人に対し現役世代が 1.3 人になるとされている．

　　こうした状況で，現役世代の労働力不足をいかに補完するかは重要な
課題である．わが国では 1950 年代という早い段階から高齢者の雇用に
対する政策を実行してきた．しかし，当初は単に高齢者の失業対策とし
ての社会保障の意味合いが強く少子高齢化に対応する政策ではなかっ
た．

　　1960 年代後半になると，平均寿命の伸びや年齢構造の変化により，
徐々に高齢者の雇用の確保が単なる失業対策ではなく少子高齢化の進展
を前提にした労働力確保策や社会保障費抑制策として実行されていく．
その流れの中で 1968 年に政府は当時 55 歳が主流であった定年の延長に
ついて後押しすることを表明した．1971 年には「中高年齢者等の雇用
の促進に関する特別措置法」を制定し，民間企業に 45 歳以上の中高年
齢層の雇用率を設定して，それを達成することを努力義務とした．1986
年にこの制度は廃止されたが，同年に制定された高年齢者雇用安定法で
は，定年が 60 歳を下回らないことが努力義務とされた．そして，1998

わが国の高齢化の動向と高齢者の労働政策

年に60歳までの雇用が義務化され，わが国で60歳定年が実現した．その後2004年の改正では，引き上げられる厚生年金の給付開始年齢に合わせるように65歳までの雇用の確保を要請し，2006年4月から各企業は，定年の廃止，65歳までの定年の引き上げまたは継続雇用制度のいずれかを実施して65歳までの雇用を確保する義務を負うことになった．

　これらの政策により高齢者の雇用確保政策が各企業に浸透し，整備された．厚生労働省の発表（2016年「高年齢者の雇用状況」）によると，ほぼすべての企業（99.7％）で65歳までの雇用確保策が導入されている．しかしその内訳は，定年制の廃止が2.7％，定年の引上げが16.1％であるのに対し，継続雇用制度の導入が81.3％である．つまりほとんどの企業で定年後の再雇用などによる継続雇用の実施にとどまっていることがわかる．また，65歳以上の継続雇用制度を導入している割合も半数程度にとどまっており（55.5％），今後は，定年の引上げ（廃止を含む）に加え，65歳以上の希望者全員が就業できる制度の導入が課題になると思われる．

　継続雇用制度によって再雇用されたり，定年後に別の企業に再就職したりすると，それを機に賃金が低下することがあることは先に述べた．すでに年功賃金制度は衰退してきており，厚生労働省の「就労条件総合調査」によると，基本給の決定要素を年功にしている企業の割合は2001年の79％から2012年には58％にまで減少している．しかし継続雇用前後では80％以上の人が賃金低下を経験し[1]，年功以外の要素で賃金を設計しても再雇用によって高齢者の賃金は低下することがわかる．

　わが国では企業の人件費負担の軽減や高齢者の賃金低下を助成して高齢者の雇用を促進するために，高年齢雇用継続給付という制度が雇用保険法で定められている．具体的には，60歳時点に比べ賃金が75％未満に低下した場合，雇用保険から労働者本人に一定額の給付金を支給する制度である．この制度により企業は高齢者の人件費を抑えることがで

第3章　今後の高齢化の動向と労働政策

き，高齢者も賃金低下分を一定程度補填することができる．この制度は
双方にとってメリットが大きく，高齢者の雇用促進に重要な役割を果た
している．しかしこの制度によって支給された給付金は，先に述べた在
職老齢厚生年金では就労所得と解され，就労所得とこの給付金の合計額
が在職老齢年金の減額対象となる．見方を変えれば，高齢者の雇用を促
進するうえでこの制度は不合理であり，OECD の報告も「アクセルとブ
レーキを同時に踏んでいる」と指摘している．

　高齢者雇用促進のための政策として次にあげられるのは，高齢者の雇
用を対象にした各企業に対する助成金（補助金）制度である．定年の廃
止や引き上げなどを実施した場合に助成されるものや高齢者を雇い入れ
た際に助成されるものなどがある．これらは高齢者の雇用を促進する企
業への費用的な援助であるとともに，申請に際して提出が求められる必
要書類や申請様式は高齢者雇用に向けた企業の取り組みのガイドライン
としての側面も持っている．したがって，助成を受けることによる効果
はそのプロセスも含めて非常に大きいと考えられるのである．

2. 高齢者雇用の現状に関する分析

　2004 年の高年齢者雇用安定法改正以降，60 歳以上の高齢者の就業率
は上昇傾向にある．特に 60 〜 64 歳の就業率は 2004 年の 51.5％から
2016 年には 63.6％となっている[2]．各企業で高齢者の雇用確保策が整備
された結果，このような就業率の上昇につながったものと考えられる．
ただ，65 歳以上の就業率は 19.4％から 22.3％に増加したにすぎず[2]，定
年の廃止などを実施せず 65 歳までの継続雇用制度導入という最低限の
雇用確保策を実施するにとどまった企業が大多数であることがその原因
と思われる．

　継続雇用制度では高齢者は定年とともにいったん退職扱いとなり，元
の企業で再雇用されるか別の企業に再就職するかを選択することにな

92

る．元の企業で65歳までの雇用が保障されているにもかかわらず，新たな活躍の場を求めて別の企業に再就職を行った高齢者の再就職先での状況は高齢者雇用の実情を知るうえで有用な情報と言える．

高齢者の転職後の満足度に関連する要因を「労働時間，休日等の条件が良い」，「通勤が便利」，「楽に働きたい」，「給与等収入が多い」，「会社の将来性が期待できる」，「とにかく仕事に就きたかった」，「仕事の内容に興味があった」，「能力・個性・資格を生かせる」の8つから検討した調査結果によると[3]，60歳以上の転職者については「仕事の内容に興味があった」，「能力・個性・資格を生かせる」といった自己の適性を活かせるかどうかが満足度を規定する有意な関連因子となっており，それ以外の因子に満足度との関連はみられなかった．60歳未満の年齢では「給与等の収入が多い」が満足度の主要な要因であるのに対し，60歳以上ではそうでなかった点は興味深い結果である．このことから，定年を経験し別の企業に再就職した高齢者は賃金低下を当然のことと受け止め，再就職先で自らの能力を活かすことで満足感を感じていると考えることができる．

「低賃金」あるいは「無報酬」，そして「やりがい」というキーワードから連想するものとしてボランティア活動などの社会貢献活動があげられる．高齢者が賃金額にこだわらず，やりがいを求めるのであれば，就業ではなく社会貢献活動という選択肢も考えられる．実際本人のキャリアを活かせる職種が不足しているために多くの定年退職者が就業を断念している事実や社会貢献活動でその無為空白を埋めていることを指摘する研究もある[4]．しかし一方で高齢者は低賃金であっても就業を希望する者が多く，健康上の問題や自分に適した仕事がないなどの理由で就業を希望しない場合も，根底には就業したいという意思があり就業以外でやりがいを見出している例は少ないという報告もある[5]．それによると，高齢者の背後にある就業意欲は無償の社会貢献活動では満たされ得

第 3 章　今後の高齢化の動向と労働政策

ないとされている．また就業意欲が薄れれば社会貢献活動への志向性が高まるという「代替関係」も見出せないとし，むしろ就業を行うことが社会貢献活動の原動力であり，両者は「補完関係」にあると結論づけている．

　こうしたことからも就業意欲のある高齢者の雇用を促進することの重要性がわかる．それまでのキャリアや適性を就業によって活かすことで，高齢者はやりがいを持つことができる．さらに就業による生活の充実は社会貢献活動などの余暇の充実につながる．つまり高齢者自身にとっても社会全体にとっても高齢者雇用の促進を図ることは他に代えがたい重要な機能を持っていると言えるのである．

3. 高齢者雇用促進に向けた具体策

（1）「働ける社会」から「働きやすい社会」へ

　これまで述べてきたようにわが国では高齢者の雇用を促進するためさまざまな政策を実行してきた．今後は定年の廃止に向けた取り組みや募集採用の年齢制限の排除など，より一層の制度の充実が図られることが必要である．ただ，65 歳までの雇用の実現はすでに果たされ，高齢者の雇用機会は制度上確保されている．しかし実際には就業を希望しながらもそれが叶わない人の割合が 60 歳以上で高くなっており，さらにそもそも 60 歳以上の高齢者の就業意欲低下は顕著である．

　これまでの政策は高齢者の雇用機会の創出，つまり高齢者が「働ける社会」を作るというところに主眼を置いたものであった．そうした政策により，確かに高齢者の雇用機会は拡大したが，いくら働く場ができたからと言っても，高齢者がそこで働きたいと思ったり，働きやすいと感じたりしなければ，せっかくの雇用機会も活かされない．今後は高齢者がその雇用機会を活用できるような環境の整備，つまり高齢者が「働きやすい社会」を実現していくことが非常に重要になってくると考えら

94

JCOPY 498-05920

わが国の高齢化の動向と高齢者の労働政策

れる.

　わが国では高齢者の雇用と同様に女性や若者など特定の労働者層に対しての雇用促進政策を実行している．その根拠となる法整備や助成金などの費用的な支援をはじめ，厚生労働省は女性や若者が働きやすい労働環境を整える企業に対しての認定制度を設けて，環境改善に向けた企業の取り組みを推進している．具体的には，女性の活躍推進に取り組む企業に対しては「えるぼし認定企業」，同様に育児に関しては「くるみん認定企業」，若者に関しては「ユースエール認定企業」「若者応援宣言企業」という認定制度があり（図1），多くの企業が企業価値を高めるためにこれらの認定取得を目指している．各企業はそうした取り組みから，女性や若者の働き方に対する理解を深め，企業内の従業員の意識づけを行ってソフト面からそれらの雇用の促進および定着につなげている．以前のわが国では女性や若者に対する雇用環境が未整備で，それぞれの事情や特性に配慮した労務管理や人材育成がなされていなかった．しかし，各企業がソフト面の充実を図っていく中で，妊娠，育児，女性労働者への接し方に対する理解や，IT普及後に育った若者に対する人材育成方法が新たに取り入れられるなど，社会全体の考え方が変容した．そうしたことから考えると，高齢者の雇用促進には各企業における高齢者の雇用環境の整備，つまり従業員の意識づけも含めたソフト面の

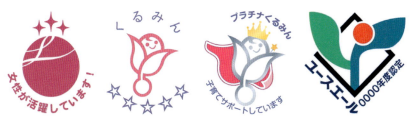

図1　各認定マーク
認定を受けた企業は自社のホームページなどでロゴを使用することができる．

第 3 章　今後の高齢化の動向と労働政策

強化が重要になってくる．女性と若者の雇用環境の整備に関しては認定
制度があるが，現在，高齢者雇用についてはそのような制度はない．社
会全体へのメッセージの意味も込めて，高齢者雇用にも同様の認定制度
を設けることが必要だと思われる．

　また，ソフト面の充実にはその国の社会的な常識を変容させる必要が
ある場合があり，ときにはそれが観念的な部分にまで及ぶことがある．
女性労働者の妊娠，出産に関しては女性が外で働くことへの理解から始
めなければならなかった．若者に関しては指導する中高年齢層の管理職
などが自分たちの倫理観や仕事観を基準にするのではなく，彼らの育っ
た時代背景や倫理観を理解することから始めなければならなかった．高
齢者に関しても，高齢者の特性を社会全体で理解し雇用環境を整備する
必要がある．まず企業やそこで働く従業員は高齢者個々の能力や健康状
態を把握して適性に応じた業務を振り分ける必要がある．また高齢者が
どのような就業を希望しているのかを理解することも必要である．例え
ば育児を行う従業員に適用される短時間勤務制度を高齢者にも導入した
り，その能力を最大限に発揮してもらう目的でワークシェアリングを実
施したりすることも検討の価値がある．

（2）高齢者自身も含めた従業員の具体的な意識改革

　企業側だけでなく就業を希望する高齢者自身の意識の変容を促すこと
がさらに重要である可能性がある．そしてこれこそが今後高齢者が働き
やすい環境を社会全体で作っていくための重要な課題であると考えるこ
とができるのである．

　わが国には，年長者を敬い，高齢者に敬意を持って接するという観念
が根づいている．そのこと自体は否定されるものではなく今後も社会の
中で大切に育まれていくべき考え方だと思われる．しかし組織の中で 1
労働者として就業していく中では，そのような考え方がしばしば働きに

わが国の高齢化の動向と高齢者の労働政策

くい環境を作ってしまう．年功制度が崩れ，かつ，再雇用によって高齢での中途採用だとしても新たに雇用される企業においては新入社員としての立場が求められる場合があり，年齢が上でも序列は下ということが頻繁に起こる．こうした組織上の上下関係は組織の中で生きる以上受容しなければならない宿命で，高齢者が年下の上司や年下の先輩従業員に指導されたり叱責されたりすることも日常的に起こり得る．しかしそれは高齢者への敬意といったものとはまったく別の問題である．就業を行う高齢者はこういった現実を受け入れる必要があるが，そもそも上司が年下であることに抵抗を感じる高齢者は 15％以上いるという調査結果がある[6]．したがって，特に定年時に要職に就いており自身が上司として多くの部下を抱えていた高齢者などにはそれらの受容を促す労務管理上の工夫が必要であると思われる．また自分より年上の部下に対しての指導を苦手に感じる課長職の割合は 63.8％という調査結果[7]が示すように，上司が高齢者を部下として扱いにくいという意識を持っていることも事実である．互いのこうした意識が暗黙のうちに高齢者の就業を阻害している可能性がある．つまり表面にみえる政策や制度よりもこのような心理的側面が高齢者就業の阻害要因の 1 つになっている可能性があるのである．しかし今日までそのような視点で高齢者就業の阻害についての分析を行った例はほとんどなく，参考になる知見は見当たらない．今後そういった側面から高齢者の就業を促進するための研究が進んでいくことが期待される．そして各企業における高齢者雇用促進に向けた取り組みとしては，従業員の意識改革のために高齢者自身も対象に含めた研修や教育訓練を実施するなど，双方の心理的側面に配慮した雇用環境の整備を行うことが有効であると考えられる．

　社会常識や心理的側面が影響するこのような課題を解決するには時間がかかるかもしれない．しかし一方でこれは明日からでも実施が可能な方策であると言える．結婚，妊娠，出産，育児によって引退を余儀なく

第 3 章　今後の高齢化の動向と労働政策

されたり，長期間仕事から離れてしまったりする女性たちを労働力として活用しようと各企業が前向きに取り組んだ結果，社会全体が女性の就業について理解するようになった．また中長期的にみて企業の大きな戦力となる可能性を秘める若者たちの潜在能力を最大限に引き出し，成長を促そうと各企業はその有効な人材育成方法の確立に真剣に取り組んでいる．それらと同様に高齢者がこれまで培った知識，技術，能力を心理的な負担を感じることなく発揮し，労働力や戦力として各企業に貢献していけるよう雇用環境を整備していくことが重要である．組織の中でそれぞれの年齢層の従業員が融合できるよう意識改革を行い，受け入れる側も受け入れられる側も働きやすい環境を構築することが真のエイジフリー社会の実現に向けて重要な取り組みであると思われる．その実現に向け，各企業単位でできるところから少しずつ雇用パラダイムを転換していくことが必要だと考えられる．

（3）第四次産業革命への対応

これまで高齢者就業の阻害要因や高齢者雇用促進について述べてきた．ただそれはあくまで少子高齢化が急速に進むわが国において労働力の不足が現に生じており今後ますますそれが深刻化するという推計を前提にしたものである．しかしそのような前提自体にそもそも疑問がある．

科学技術の進歩は近年非常に目覚ましく，人工知能（Artificial Intelligence：AI）や IoT（Internet of Things）などによって世界規模で新たなサービスや便利なアイテムが次々に誕生している．それにより私たちの生活は快適なものになり今後も技術革新は日進月歩で進んでいくだろう．そしてそれら科学技術の急速な進歩は産業にも大きな影響を与え，「第四次産業革命」という言葉が一般に用いられるようになってきた．承知の通り，18 世紀から 19 世紀にわたってヨーロッパやアメリカ

98

を中心に起こった第一次産業革命は地方農耕地域の工業化を促した．19世紀後半から20世紀初頭に起こった第二次産業革命によって鉄鋼，石油，電気を用いた新たな産業が生み出された．さらにアナログ回線からデジタル技術への技術革新を代表とする第三次産業革命は私たちの生活に今も大きな影響を与え続けている．そのような流れの中で今まさに起きていると言われている第四次産業革命は，第三次産業革命のデジタル革命を受けて急速に発展する新興の技術革新によってもたらされている．インターネットなどを通じて収集したビッグデータを単に解析するだけでなく複雑な判断に応用することでほんの10数年前までは自動化が不可能であったと言われたことをも可能にし，この第四次産業革命によって私たちの生活はさらに大きく変わろうとしているのである．

　産業革命は私たちの社会や経済に多大な影響を与える．その中でも，それらの産業を担う労働者に与える影響は非常に大きく，これまでも産業構造の変化とともに労働者の労働は変化してきた．技術の進化によりなくなってしまった職業もあるが，そのたびに新しい職業が生まれ，多くの労働力が新たな産業を支えるために必要とされた．しかしこの第四次産業革命はこれまでの産業構造の変化とは異なり，元来人間にしかできなかった複雑な判断や非定型的な作業をコンピューターが自らの学習によって可能にするものであり，それによって私たちの労働機会を消失させてしまう恐れがあるものなのである．それに関して，2013年にFreyとOsborneによって今後10年から20年でなくなる職業について分析された論文が発表されて話題となった[8]．ここで，2015年に発表されたその日本版とも言うべきレポート[9]（以下，レポート）からわが国の既存の職業の今後の行方とそれに伴う高齢者の労働への影響について考えてみたい．

　レポートの中で先行知見を用いてまず指摘されているのは，容易にコンピューターコードで記述して自動化が可能な単調で規則的な作業はす

第 3 章　今後の高齢化の動向と労働政策

でに人間の労働から取って代わられており，一部の事務的な仕事は徐々
に減少しているということである．さらに，単調な作業は一般に中間所
得層の労働者によって行われているため，それらの労働者は自動化が不
可能な低所得のサービス業務へと鞍替えを行っているとしている．一
方，高度なスキルを要する高学歴労働者に対する需要は増大しているた
め，スキルを必要としない低所得のサービス職と高度なスキルを要する
職種の二極化が進み先進経済諸国では雇用分布の空洞化が起こっている
と指摘されている．さらにコンピューターは今や単調な作業の枠を越え
て拡大しているため，顧客対応や自動運転などの仕事が可能となり，レ
ポートではわが国でも現存する仕事の49％は今後数十年のうちにコン
ピューター化される可能性が高いとしている．例えば電車の運転士や経
理事務員は99.8％，路線バスの運転士やレジ係は99.7％の確率で自動化
される可能性があるという．ただコンピューター技術が労働需要全体を
減少させるかどうかについては依然として論争が続いているとし，慎重
な態度をとっている．第四次産業革命によって私たちの労働機会が消失
してしまうのではないかという懸念に対する答えを得るにはもう少し時
間が必要なようである．またコンピューターによる自動化が現段階で難
しいものとして，「知的創造性」，「複雑な社会交流」，「不規則な物体の
認知および操作」の3つをあげている．感情に訴えかける知的創造物の
制作や社会性などのソーシャルスキルを必要とする仕事，人間の感覚で
は簡単に認知できる不規則な物体を認識して作業する能力は未だコン
ピューターにとって不得手であると言う．精神科医（0.1％），言語聴覚
士（0.1％），盲・ろう・養護学校教員（0.2％），メイクアップアーティ
スト（0.2％）などが自動化の確率が低いのはそういった理由からだと
考えられる．

　このレポートから読みとることができるのは，コンピューターによる
自動化が困難な知的創造性や複雑な社会交流などの一定のスキルを必要

わが国の高齢化の動向と高齢者の労働政策

とする職業以外は自動化の高リスクにさらされているということである．しかしコンピューター技術の進歩が労働需要全体を減少させるかどうかはわからないということを踏まえると，新たな職業が生まれてそこに労働力が必要とされるか，特定の既存職業に今以上に労働力が投入されるということになる．それらを加味して今後の高齢者の労働について考えると，高齢者がそれまで培ってきたスキルを活かし自分のやりたい仕事をやっていくことができる保障はどこにもない．労働市場は需要と供給によって成り立っている．労働需要とは単に量ではなくその内容や質も含めて捉える必要があり，私たちは需要のある職業に対してそれを担うだけのスキルを持って応じなければならない．それは例え高齢者であっても同じである．つまり労働者として雇用を希望する以上，高齢者と言えども第四次産業革命によってもたらされている産業構造の変化に柔軟に対応する必要があるのである．現代の若者たちは物心ついた時にはすでにデジタル機器に囲まれた生活を行い，IT に対して何の抵抗も苦手意識も感じないといってよい．コンピューターによる自動化の流れの中で新たに生まれる職業は何らかの電子機器や IT を用いることが予想される．高齢者がそのような職業に就く場合はそれらに日常的に馴染む若者たちとの競争のうえで雇用をつかみ取らなければならない．また高齢者がこれまで培った自身の社会交流経験を活かした職業に就く場合も，そのような現代の若者たちを相手にソーシャルスキルを発揮してサービスを提供していかなければならない．いずれの場合も，高齢者自身のそれ相応の自助努力が不可欠であると言えるだろう．そしてもしかすると，そのような側面が高齢者就業の阻害要因の1つとしてすでに影響しているのかもしれない．

第 3 章　今後の高齢化の動向と労働政策

高齢者の労働と健康について

POINTS

- 高齢者の労働と健康の関係を明らかにすることは，労働政策や健康政策の観点からも重要な課題である.
- 退職によって労働ストレスから解放され，体を動かす機会が増えるため，退職によって精神的健康度が向上する.
- 退職と主観的な健康度や身体的健康（不定愁訴，慢性疾患，機能障害，重症疾患の発症）との関係は不明である（研究によって相反する関係がみられる）.
- 労働者の退職後の身体的・精神的健康度という観点からの最適な退職年齢は62 歳もしくはそれ以上である.
- 中高年が健康問題で早期退職に至るプロセスは複数あり，かなりの部分の早期離職は上司との話し合い，職務内容や勤務形態の変更により防ぐことができる.

1. 高齢者の労働をめぐる社会的背景と検討課題

　　現在，わが国や欧米の先進国は，経済的な理由と高齢化社会への対応策として，高齢者の労働を推進している．しかしそもそもは，年金財政が悪化し，受給年齢の引き上げに伴う制度変更の一環として，退職年齢の延長が図られたことに始まる．わが国では，1990 年代の後半から急激に高齢化が始まり，年金財政のひっ迫，不況による雇用調整や雇用の非正規化などが進み，労働環境が変化した．その間にも，1980 年代という比較的早い時期から定年延長に取り組み，高齢者雇用の促進に努めてきた．高齢者雇用政策の中心課題は年金受給年齢までの高齢者の雇用保障で，2004 年 6 月に高齢者雇用安定法が改正され，65 歳までの雇用

102

JCOPY 498-05920

の道筋がつけられた．一方，ヨーロッパ諸国では，1970 年代から 1980
年代は，オイルショック後の若年失業対策として早期退職制度が導入さ
れた．しかし 1990 年代になると，年金財政の悪化，制度見直しに伴っ
て，それまでの早期退職から年金受給年齢の引き上げに対応した雇用延
長・高齢者雇用の促進に転換した．その後，ヨーロッパ共同体（EU）
は，① 2010 年までに高齢者雇用率を 50％まで引き上げること（2001 年
ストックホルム理事会決定），② 2010 年までに平均退職年齢を 5 歳引き
上げる（2002 年バルセロナ理事会決定）ことを決定し，高齢者雇用の
促進を図っている[10]．

　ヨーロッパ社会で高齢化が進展し，EU 全域で高齢社会対策を主導す
る理念としてアクティブエイジングの概念が提唱されるようになった．
これは個人のライフサイクルを 4 つのステージに分け，ステージ毎に定
めた目標の達成を目指すことにより，国民が年齢等に関係なく健康で活
力のある人生を送れる社会の実現を目指すものである[11]．アクティブエ
イジングの 4 ステージとその目標は以下のとおりである．

　ステージ 0:「より長く，より活動的でより良い生活の準備」

　ステージ 1:「より長く働き，退職はより遅い時期により段階的に」

　ステージ 2:「退職後も活動的に」

　ステージ 3:「要介護状態においても最大限の参加と自立の保障」

　そこでは退職年齢の延長や高齢者の柔軟な働き方が対策の大きな柱と
して位置づけられ，高齢者の就業が積極的に図られている．わが国にお
いても，近年，高齢者の労働のあり方に関し，ヨーロッパのアクティブ
エイジング社会構想の影響を受けたと思われる指針を打ち出した．2015
年 6 月 5 日「生涯現役社会の実現に向けた雇用・就業環境の整備に関す
る検討会」報告書では 65 歳以降も労働意欲のある者が生涯現役で活躍
できる雇用・就業環境の必要性が指摘され，2016 年 8 月 2 日「働き方
の未来 2035」報告書では，時間や場所にとらわれない柔軟な働き方が

第 3 章　今後の高齢化の動向と労働政策

提唱されている[12,13]．今後，EU 諸国と同様に，元気な高齢者は年金受給年齢の 65 歳以降も働くことを推奨し，働き方は本人の健康状態や希望に即して柔軟に対応するという方向に向かうと思われる．

2. 高齢者の労働をめぐる検討課題

　近年，わが国は少子高齢化が急速に進行し，労働者人口が減っている．国立社会保障・人口問題研究所の推計によれば，わが国の 65 歳以上人口は 2025 年に 30%，2060 年に 40% に達すると予測されている．保険，医療，介護，年金等の社会保障制度を維持するためには，少子化の進行を食い止めるとともに，医療や介護に要する費用を抑制し，社会的な活力を維持することが重要である．そこで高齢者の雇用促進が重要になるが，検討しなければならないいくつかの課題がある．労働政策的な視点からは，高齢者雇用の障害になっている制度上の課題を克服すること，中長期的には高齢者の雇用の進捗状況を定期的に振り返りながら検証することが必要である．さらに，高齢者の雇用促進が若年労働者の雇用に与える影響を検討することも必要である．経済政策的な視点からは，退職年齢の延長や高齢者の雇用の経済に及ぼす影響を検討する必要があると思われる．健康政策的な視点からは，退職がその後の身体的，精神的な健康に及ぼす影響を検討する必要がある．これは社会医学，老年医学，産業保健といった医学的な観点からは非常に重要なテーマである．もし，ある一定年齢以降の労働が健康に悪影響を及ぼすような場合は，高齢者の雇用促進はアクティブエイジングの構想とは逆の方向に向かい，医療費の増加につながりかねない．この意味において，高齢者の労働の健康影響の評価は労働政策的な観点からも重要なテーマである．

　以下において，高齢者の労働の身体的，精神的な健康に及ぼす影響について，これまでの研究から明らかになっている知見を紹介する．高齢者の労働の健康影響に関する質の高い研究はすべて欧米諸国で行われて

104　　**JCOPY** 498-05920

高齢者の労働と健康について

きている．しかし，わが国と欧米諸国とでは労働法制，年金制度，社会福祉制度，家族制度，対象者の労働観（労働に対する考え方）が異なるので，そこで得られた知見がわが国にそのまま当てはまるか否かについては慎重に判断する必要があることを予め指摘しておきたい．

3. 退職の精神的および身体的健康への影響

　高齢者の労働による健康影響を評価するため，退職前後の健康状態の変化を調査する研究が行われてきた．同種の複数の研究を総合的に評価して明らかになった，高齢者の労働と健康との関係について紹介する．

（1）複数の研究を総合した知見

　退職とその後の健康の関係について，関連する複数の研究全体から，明らかになったことは何か？　この点を解明するため，Heide らは，医学，健康科学，社会学領域の研究論文のデータベースを用い，"retirement"（退職）と "health-related"（健康関連の）をキーワードとして用い，2013 年 11 月 11 日までに発表された論文の中から，退職者の健康状態を退職前から退職後にかけて時系列的に調査した 22 の研究（縦断研究）を選び出した（図 2）[14]．研究が行われた国は，米国，イスラエル，中国，北欧，西欧で，半数以上の論文は 2000 年以降に発表されたものであった．

　次に，Heide らは，研究の質に関する基準[15,16]を参考に，10 項目の評価リストからなる基準を考案し，この基準を用いて 22 件の対象研究のレベルを「高レベルの研究」と「低レベルの研究」に分類した（表 1）．具体的には，10 項目のうち 6 項目以上の基準を充足する研究を「高レベルの研究」，5 項目以下の基準しか満たさない研究を「低レベルの研究」に分類した．

　この研究レベルと知見の一貫性を基に，退職の健康影響の有無を以下

105

第3章 今後の高齢化の動向と労働政策

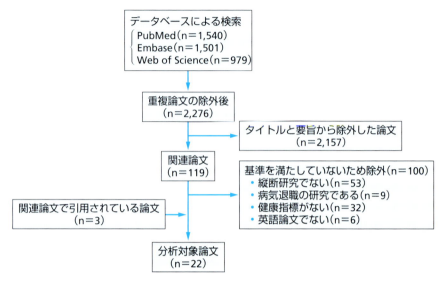

図2 退職とその健康影響に関する縦断研究（～2013年11月11日）の収集手順および分析対象論文の特定

表1 論文の研究レベルを評価するための基準の内訳
これらの10項目のうち6項目以上の基準を充足する研究を「高レベルの研究」、5項目以下の基準しか満たさない研究を「低レベルの研究」に分類した。

①ベースラインでの対象者の参加率が80％以上、または、不参加者がランダムであること。
②短期および長期の追跡調査の回答率がベースラインの参加者の80％以上、および70％以上であること。
③追跡期間内の脱落がランダムであることを示す情報が付されていること。
④退職したことの根拠が客観的であること。
⑤健康状態の評価の前に退職状況が調査されていること。
⑥健康状態の評価指標が適切であること。
⑦解析方法が適切で、点推定値とともに区間推定値（信頼区間か標準誤差）が報告されていること。
⑧標本数は少なくともモデルの説明変数の10倍以上であること。
⑨解析では重要な共変量が把握され、その影響がコントロールされていること。
⑩結果の一部ではなく、全ての結果が報告されていること。

のように判断した.

① 強い証拠: 複数（≧2）の「高レベルの研究」で労働の健康影響に関する知見が一致している

② 中程度の証拠: 労働の健康影響に関し，1件の「高レベルの研究」と1件以上の「低レベルの研究」で知見が一致している，または，複数（≧2）の「低レベルの研究」で知見が一致している

③ 証拠不十分: 労働の健康影響に関し，1件の研究のみ，または，複数（≧2）の研究間で知見が一致していない

　これらの基準を用いて判断した，退職と主観的健康度（主観的な健康感），精神的健康度（うつ），身体的健康度〔不定愁訴，身体の機能不全，身体的疲労，身体障害，疾患（慢性・一過性），深刻な健康問題〕の関係を表に要約した（表2）．表中の記号のうち，「0」は退職前後で健康状態に変化がない場合，「＋」は退職後改善した場合，「－」は退職後悪化した場合，「？」は不明な場合をそれぞれ示している．また（ ）内の数字は該当する研究の数を表している．この表から明らかなように，退職による精神的健康への影響に関しては，高レベルの研究（6件）や低レベルの研究（4件）が退職後の改善を報告しており，「強い証拠」が認められた．しかし退職とその他の主観的健康度や身体的健康との関係については，改善，悪化，変化なしが混在しており，関連性は明らかではなかった．労働には，多かれ少なかれ，人間関係や業務に関連するストレス（労働ストレス）が伴う．仕事をしている以上，これらの問題に対応しなければならない．しかし退職すればこれらの労働ストレスから確実に解放されるため，退職直後に精神的健康が改善されると考えられる．高齢者の退職と健康に関するすべての縦断研究を総合した分析でも，退職により精神的健康度は改善するが，身体的健康度は変わらなかった．

第 3 章　今後の高齢化の動向と労働政策

表 2　縦断研究による退職の健康影響に関する証拠の有無

結果	退職の影響		証拠の有無
	高レベルの研究	低レベルの研究	
主観的健康	0（1）	0（3）	証拠不十分
	＋（2）	＋（1）	
	－（1）		
	？（1）	？（1）	
精神的健康	＋（6）	＋（4）	強い証拠
		0（3）	
身体的健康			
不定愁訴	0（1）		
身体機能	－（2）	0（1）	
身体的疲労	＋（1）	0（1）	
身体障害		？（1）	証拠不十分
慢性（一時的な）	0（1）	0（1）	
疾患	－（1）	－（1）	
		＋（1）	
深刻な健康問題	0（1）		

0：退職前後で変化なし，＋：退職後改善，－：退職後悪化，？：不明
（ ）内の数字は該当論文数.

4.　退職者の退職時期とその後の健康

　　退職によって労働者の精神的健康度が向上することはほぼ確実のようである．では，最適な退職時期（年齢）はあるのか？　どの時期（年齢）に退職すればその後の健康に最もよい影響を与えるのか？　この問題を巡っては，以前からさまざまな研究が行われ，両者の関係についてさまざまな仮説が提出されている．本節ではこのテーマに関して提唱されている仮説を紹介し，その次に，最近の研究から明らかになった最適な退職年齢をみることにする．

高齢者の労働と健康について

（1）退職時期と健康に関する仮説

退職時期と健康との関係について 4 つの仮説がある．それは，①「晩期：心理社会的-金銭的理由」説，②「早期：心理社会的-環境的理由」説，③「無関係：生物的-心理社会的理由」説，④「適時：文化的-制度的理由」説である．その内容は以下のとおりである．

① 「晩期：心理社会的－金銭的理由」説

この説は，労働は個々人のアイデンティティを形成するうえで重要であり，個人の金銭的，社会的，心理的な資源になっている．したがって，退職年齢が延長されればされるほど健康によい影響を与える可能性があると考える（図 3）．この説は高齢者の労働を推奨する EU 諸国やわが国の立場と一致する．またこの説を支持する研究報告も多く行われている[17-20]．

② 「早期：心理社会的―環境的理由」説

この説は，労働は身体的，精神的な大きなストレス要因なので，労働することにより疾病に罹患するリスクが上昇する．したがって，早期の退職は健康によい影響をもたらす可能性があると考える（図 4）．また，この説を支持する多数の研究報告がある[21-24]．

③ 「無関係：生物的－心理社会的理由」説

この仮説は，退職時期と健康との間に関係はなく，退職後の健康は遺伝的要因や個人差によって異なると考えるものである（図 5）．この説を支持する多くの研究があり，Butterworth（2006）や Mein（2003）は，退職と健康度の間に関連性がみられなかったと報告している[25, 26]．van Solinge & Henkens（2007）は，労働者は自らの健康状態，精神状態，経済環境を考慮して，自分にとって最適な退職時期を決める傾向にある

第3章 今後の高齢化の動向と労働政策

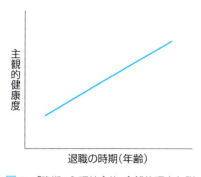

図3 「晩期：心理社会的-金銭的理由」説
図3〜6のいずれも縦軸は主観的健康度，横軸は退職の時期（年齢）を表している．

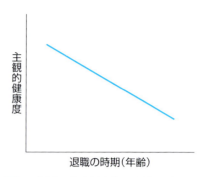

図4 「晩期：心理社会的-環境的理由」説

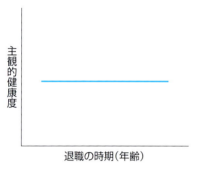

図5 「無関係：生物的-心理社会的理由」説

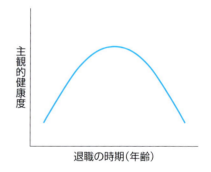

図6 「適時：文化的-制度的理由」説

ことを報告している[27]．

④「適時：文化的−制度的理由」説

　この説は，それぞれの国に固有の文化や社会制度（例，定年，年金受給開始年齢）があるので，その国の文化的・社会制度的にみて最適な時期に退職するのが最も健康によい影響を与えるので，退職がその時期よりも早い場合や遅い場合は，何らかの健康影響が生じると考える（図

高齢者の労働と健康について

6）．この説を支持する研究として，Settersten（1998）は，義務教育の終了，出産，還暦など，人生における区切りの時期が退職時期に関する1つの指標になると報告している[28]．van Solinge & Henkens（2007）は，適齢期の退職者は，そうでない者に比べ，ストレスが少ないことを見出した[27]．また，George（2010）は，退職時期が文化的・社会制度的にみて妥当な場合，健康に対し正の影響がみられることを報告している[29]．

　以上の説を基礎づける個々の研究には次のような問題が含まれている．① 退職時期と健康度の関係は双方向性であるが，ほとんどの研究では，「健康度→退職時期」の影響（内因性バイアス）がコントロールされていない．② 大部分の研究では，退職時期とその後の健康に影響を与えると思われる，退職者の性格や遺伝的素因の影響が考慮されていない．③ ほとんどの先行研究では横断的データが用いられているため，退職時期とその後の健康との因果関係を特定することができない．④ 会社や事業所単位で研究が行われており，国民全体を代表するデータが用いられていない．知見は会社固有の要因（退職前後の福利厚生，退職金，定年等）の影響を受けており，他の組織や国における退職時期と健康との関係にまで妥当しない可能性が高い．したがって，以上の研究からは最適な退職時期を判断することができず，さらなる研究が望まれていた．

（2）退職時期とその後の健康との関連

　最近，指摘されている関連研究の問題点を踏まえ，退職時期と健康の関係について注意深く検討した Calvo らの研究が報告された[30]．本節では，この研究から明らかになった知見を概観する．この研究の対象は米国ミシガン大学の Health and Retirement Study（HRS）という大規模研究

111

第3章　今後の高齢化の動向と労働政策

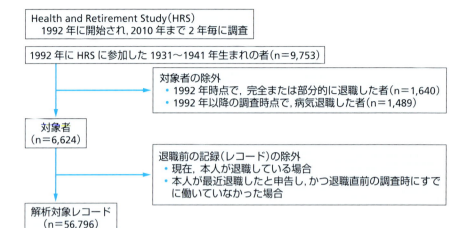

図7　対象者および解析対象レコードの特定

　プロジェクトに登録された全米の労働者（56,796名）である（図7）．1931年から1941年の間に生まれ，1992年にHRSに登録された者で，登録時の年齢は51〜61歳である．1992年の登録時に完全または部分的に退職している者や，1992年以降の調査時点で病気退職した者は除外されている．対象となった複数の労働者の健康状態を1992年から2年ごとに継続して評価した．定期的な調査項目は対象者の①主観的健康度（「5：素晴らしい」，「4：非常によい」，「3：よい」，「2：まあまあ」，「1：悪い」の5段階評価）と②うつ状態である．うつ状態は，CES-Dスケール（Center for Epidemiologic Studies Depression scale）と言われる，信頼性と妥当性が確立された自記式の調査票を用いて評価した．素点は0〜8点の点数幅があり，点数が高いほど精神的健康状態が悪いことを意味する．退職年齢とその後の健康との因果関係を評価できる解析手法（操作変数法：instrumental variable analysis）を用い，退職時期の健康に及ぼす影響を評価した．解析では時間的に変化する要因（財産，収入，精神状態，配偶者，雇用）と変化しない要因（性別，人種，学歴，職

種）の影響も同時にコントロールした．

図8に検討の結果から明らかになった，退職時期と主観的な身体的健康度の関係を図示した．上のパネルの縦軸は主観的な身体的健康度，横軸は年齢，青色の線が最近退職した者で，橙色の線が現在も働いている者を示している．さらに，点線は退職者と現役労働者の予測健康度の95％信頼区間を表している．この図から，現役労働者の主観的な身体的健康度は高齢になるほど直線的に低下する傾向にあることがわかる．また，最近退職した労働者の主観的な身体的健康度は67歳を最大値とした曲線を描くことがわかる．下のパネルの緑色の線は最近退職した者と現役労働者の主観的身体的健康度の差をとったものである．縦軸は主観的な身体的健康度，横軸は年齢，主観的身体的健康度の差分の95％信頼区間を表している．この図から，62歳以前に退職した労働者の主観的な身体的健康度は現役労働者に比べて有意に低いことがわかる．しかし62歳以降については退職者のほうが現役労働者よりも主観的な身体的健康度が高くなる傾向がみられる．しかし，95％信頼区間は0をまたいでおり，有意差は求められない．前節で退職年齢とその後の健康との関係について，4種類の仮説を紹介した．最近退職した者と現役労働者の主観的身体的健康度の差をとった図8の下のパネルの実線をみると，退職年齢が延長されればされるほど健康によい影響を与える可能性があることを主張する「晩期：心理社会的−金銭的理由」説，もしくは，最適な時期に退職することが最も健康によい影響を与える可能性があることを主張する「適時：文化的−制度的理由」説を支持しているようにみえる．

図9に退職時期と主観的な精神的健康度の関係を図示した．上のパネルの縦軸は主観的な精神的健康度，横軸は年齢を表し，青色の線が最近退職した者，橙色の線が現在も働いている者を示している．さらに，点線は退職者と現役労働者の予測健康度の95％信頼区間を表してい

第3章 今後の高齢化の動向と労働政策

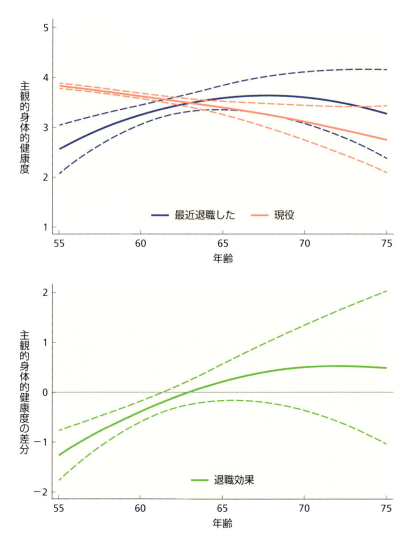

図8 退職が身体的健康に及ぼす影響
横軸は年齢，縦軸は主観的身体的健康度．上のパネルは現役（橙色）と最近退職（青色）した労働者の身体的健康度を示す．下のパネルは最近退職した労働者と現役労働者の身体的健康度の差分を表している．点線は95%信頼区間を表している．（Calvo E, et al. J Gerontol B Psychol Sci Soc Sci. 2012; 68:73-84[30]) の Fig. 2 より改変）

高齢者の労働と健康について

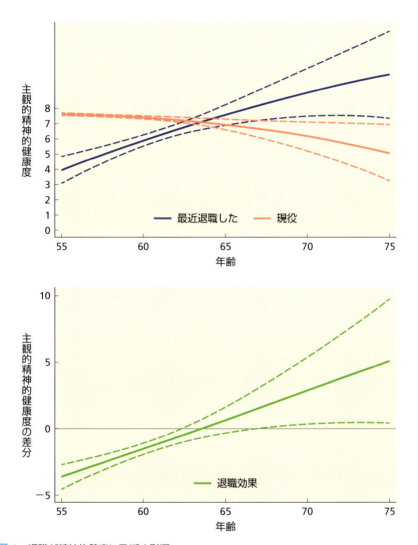

図9 退職が精神的健康に及ぼす影響
横軸は年齢，縦軸は主観的精神的健康度．上のパネルは現役（橙色）と最近退職（青色）した労働者の精神的健康度を示す．下のパネルは最近退職した労働者と現役労働者の主観的精神的健康度の差分を表している．点線は95%信頼区間を表している．（Calvo E, et al. J Gerontol B Psychol Sci Soc Sci. 2012; 68:73-84[30]のFig. 3より改変）

第 3 章　今後の高齢化の動向と労働政策

る．この図から，現役労働者の主観的な精神的健康度は年齢とともに低下するのに対し，新規退職者の精神的健康度は年齢とともに上昇（好転）することがわかる．下のパネルの実線は最近退職した者と現役労働者の主観的健康度の差をとったものである．縦軸は主観的な精神的健康度，横軸は年齢，主観的精神的健康度の差分とその 95％信頼区間を表している．この図から，62 ～ 67 歳の間（適齢期）に退職した労働者と現役労働者の間に精神的健康度に有意差はみられなかった（このことは 95％信頼区間がこの年齢区間で 0 をまたいでいることからわかる）．しかし同年齢の現役労働者に比べ，62 歳以前に退職した者の精神的健康度は有意に低く，67 歳以降に退職した者の精神的健康度は有意に高いことがわかる．最近退職した者と現役労働者の主観的健康度の差をとった図 9 の下のパネルの実線をみると，年齢とともに右肩上がりの傾向を示しており，この研究知見は，退職年齢が延長されればされるほど健康によい影響を与えるという「晩期 : 心理社会的‒金銭的理由」説を支持しているように思われる．

　以上の検討の結果，最適な退職年齢は 62 歳もしくはそれ以上であることが示唆された．現在，70 歳まで定年を引き上げる動きがあるが，精神的健康度でみる限り，67 歳以降の退職にはよい影響が認められている．したがって，労働政策的には，70 歳定年制の対象はあくまでも意欲があり，身体的な健康度が高い労働者を対象に検討すべきであると思われる．この研究の対象は 1931 年から 1941 年の間に生まれた集団であった．わが国では，戦後生まれの団塊の世代が退職年齢を迎えており，これら若い世代の労働者についてもさらに検討する必要があると思われる．

5. 健康状態と早期退職のメカニズム

　わが国や EU 諸国は高齢化社会の進展で労働力の確保が重要な改題に

高齢者の労働と健康について

なっている．早期退職は退職年齢の延長というわが国や EU 諸国の目指す方向と逆行するものである．定年前の退職は，雇用主（会社）にとって，これまで投資して育ててきた貴重な戦力（労働力）の損失を意味する．また労働者は就業の継続を希望しながらも，現行の労働規則の下で就業の継続が難しく，早期退職を余儀なくされるケースも多いと思われる．もし働き方を少し変えることで早期退職を回避することができれば，雇用主（会社）と労働者の双方の利益にかなう．現在就業中の労働者の早期退職をできる限り多く回避することは，新規に労働者を確保することと同じくらい，重要な労働政策上の課題である．今まで労働者の健康状態と定年前の早期退職との関係は明らかではなかったが，近年，健康状態による早期退職のメカニズムに関する研究がオランダで行われた．そこで，本節ではこの研究から得られた知見を概観する[31]．

対象はオランダの雇用に関する大規模研究（STREAM）に参加した労働者である．全体の参加者（N=15,118）から，① 2010 年に正規の職業に就いていた，② 過去 1 年以内に 65 歳定年前に退職した，③ 面接時に 58 〜 64 歳であった，という条件を満たす者を無作為に 30 名抽出した（図 10）．研究は 2011 年 7 月 〜 2011 年 10 月に行われた．対象者に病気と退職の関係について聞き取りを行い，得られた面接内容を open-coding と呼ばれる方法で整理し，病気退職に至るパスウェイを明らかにした．

表 3 に対象者の内訳を示した．退職理由は 30 名中 16 名が病気で，14 名は病気以外の理由であった．退職年齢の中央値は 61 歳で，職種，学歴とも多岐にわたっている．分析の結果，次のことがわかった．

（1）30 人のうち 15 人は早期退職と健康状態の間に関連性があった．

（2）健康不良および良好ともに早期退職の原因であった．

（3）健康不良から早期退職に至るプロセスは 4 通りあった．

117

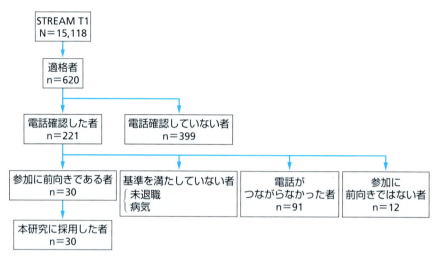

図 10　調査対象者の選定

① 状態が悪く働けないため，早期退職をした．
② 健康不良で働く自信を失い，早期退職をした．
③ 将来，健康が悪化することを恐れ，早期退職をした．
④ 本人の意思とは別に，周囲からの圧力によって早期退職を余儀なくされた．
(4) 健康良好者が，状態が良好な間に人生を楽しむ目的で，早期退職をした．
(5) 経済的な要因は健康不良および良好を原因とする早期退職の誘因となる．

　この分析で得られた健康と早期退職の関係についての知見はEdwardsが提唱している「Person-job fit モデル」で説明することができる[32]．このモデルによれば，勤務中に，労働者が健康的で，楽しみながら，なおかつ，業績を上げるためには，労働者本人と業務内容が一致している必

高齢者の労働と健康について

表3 聞き取り調査対象者の内訳

面接番号	性別	年齢 （中央値=62）	退職年齢 （中央値=61）	職業	学歴	早期退職による 健康への影響 （Yes/No）
1	男	61	60	IT 技術者	高	Yes
2	男	60	60	機械工，運転手	低	Yes
3	男	60	60	警察官	低	Yes
4	男	62	62	中学校教師（歴史）	高	Yes
5	女	62	61	事務員	低	No
6	女	61	61	理学療法士	高	No
7	男	61	61	データベース管理者	高	No
8	男	61	60	公共交通機関従業員	低	Yes
9	男	60	60	技術営業	中	Yes
10	男	62	62	警備員	中	Yes
11	男	62	61	食品会社員	低	No
12	男	62	62	中学校教師（経済）	高	Yes
13	男	63	63	公務員	高	No
14	男	62	61	グラフィカルデザイナー	中	No
15	男	63	64	公務員	低	No
16	女	61	61	小学校教師	高	Yes
17	男	64	63	中学校教師（数学）	高	No
18	男	61	60	会計監査	高	No
19	男	62	62	IT コンサルタント	低	No
20	男	62	61	人事部会社員，事務員	高	Yes
21	男	61	61	機械建造修理員	低	No
22	男	64	64	会計監査	高	No
23	女	63	62	人事部会社員	中	Yes
24	男	62	62	中学校教師（数学）	高	Yes
25	男	60	60	点検技術員	低	No
26	男	63	62	ジョブコーチ（職場適応援助者）	高	Yes
27	男	60	60	公務員	低	Yes
28	女	64	63	事務補助員	低	No
29	男	61	60	工員	低	No
30	女	60	60	看護師	高	Yes

要がある．特に，本理論の提唱者である Edwards は，「Demands-abilities fit」と「Need-supply fit」という2種類の一致が必要であると指摘している．「Demands-abilities fit」とは業務に必要な技能と本人の能力が一致していることを指し，「Need-supply fit」とは本人の態度や意向と業務で求められる内容が一致していることを指す．本研究に即して言えば，労

第3章　今後の高齢化の動向と労働政策

働を継続するためには，労働者と業務内容に関してこの2種類の一致が必要と考えられる．したがって，本研究における健康不良による早期退職の場合は，労働者が現在の健康状態を悪化させることなく，業務に必要な技能を維持することができないと判断し，早期退職を選んでいる（「Demands-abilities fit」による不一致）．健康状態が良好な場合の早期退職では，労働者が健康な間にしておきたいことと業務で求められる事項が一致しないために，早期退職を選んでいると考えられる（「Need-supply fit」による不一致）．

　現在，EU諸国やわが国では，定年時期を後にずらす方向に向かっており，病気退職の場合も，本当に心身の状態が悪く働けない①の場合以外は，できるだけ働き続ける方向を目指すべきであると思われる．その意味で，健康不良で働く自信を失い退職をする②の場合や，将来，健康が悪化することを恐れて退職をする③の場合は，早期離職の防止が可能と思われる．「Person-job fit モデル」によれば，業務内容と本人の適性，能力，意欲が一致すれば，業務ストレスが低下し，早期退職を回避できる可能性がある[32]．この観点から，会社側責任者は従業員の不安や思いについて話し合うこと，および職務内容や勤務形態を柔軟に変更し（業務内容と勤務時間の変更），今以上に従業員の適性に合ったものや不安のないものにすることにより，早期離職の防止が可能になると思われる．さらに，④の本人の意思とは別に，周囲からの圧力によって早期退職を余儀なくされる場合は，雇用者は退職後の生活について本人と話し合う義務がある．そもそも周囲の圧力による退職の強要は労働基準法に違反している可能性が高い．この話し合いによって，業務内容や勤務時間を変更することにより，早期退職を回避することが可能と思われる．最後に，健康良好者が，状態が良好な間に人生を楽しむ目的で，早期退職をする場合を考えてみる．この場合も，個人の事情を加味し，勤務形態を柔軟に変更すれば退職せずに目的を達成することが可能である．こ

120

高齢者の労働と健康について

れまでみてきたように，雇用者と労働者が話し合い，勤務内容を柔軟に変更することにより，かなりの部分の早期離職を回避することが可能であると思われる．以上の知見はオランダで行われた研究によるものであるが，わが国でも雇用主（企業）が早期退職を回避し，労働力の確保を図るうえで役に立つものと思われる．

【参考文献】

1) 労働政策研究・研修機構. 60代の雇用・生活調査. 2015.
2) 総務省統計局. 労働力調査. https://www.stat.go.jp/data/roudou/index.html（2019.5.30 アクセス）
3) 労働政策研究・研修機構. 中高齢者の転職・再就職調査. 2016.
4) 上林千恵子. 高齢者のNPOの活動の現状と展望—団塊世代の社会参加の可能性. 法政大学大学院エイジング研究所ディスカッションペーパー No.26. 2008.
5) 労働政策研究・研修機構. 高齢者の社会貢献活動に関する研究—定量的分析と定性的分析から. 2012.
6) 日本労働研究機構. 職場における高年齢者の活用等に関する実態調査. 2000.
7) 日本生産性本部. 日本の課長と一般社員職場のコミュニケーションに関する意識調査. 2012.
8) Frey CB, Osborne MA. The future of employment: how susceptible are jobs to computerisation?". Oxford University. 2013.
https://www.oxfordmartin.ox.ac.uk/downloads/academic/The_Future_of_Employment.pdf（2019.5.30 アクセス）
9) 野村総合研究所. 日本におけるコンピューター化と仕事の未来. 2015.
10) 柳澤房子. 我が国およびヨーロッパにおける高齢者雇用政策. 国立国会図書館調査及び立法考査局. 少子化・高齢化とその対策: 総合調査報告書. 2005. p.142-61.
11) EU MAG（europe magazine）.「アクティブエイジング」という社会革命.
http://eumag.jp/feature/b0412/（2019.5.30 アクセス）
12) 厚生労働省. 生涯現役社会の実現に向けた雇用・就業環境の整備に関する検討会報告書. 2015年6月5日.
https://www.mhlw.go.jp/file/04-Houdouhappyou-11603000-Shokugyouanteikyoku-Koyoukaihatsuka/0000088129.pdf（2019.5.30 アクセス）
13) 厚生労働省. 働き方の未来2035: 一人ひとりが輝くために懇談会　報告書. 2016年8月2日.
https://www.mhlw.go.jp/file/05-Shingikai-12601000-Seisakutoukatsukan-Sanjikanshitsu_Shakaihoshoutantou/0000132302.pdf（2019.5.30 アクセス）
14) van der Heide I, van Rijin RM, Robroek SJ, et al. Is retirement good for your health? A systematic review of longitudinal studies. BMC Public Health. 2013; 13: 1180.
15) Chalmers TC, Smith H Jr, Blackburn B, et al. A method for assessing the quality of a randomized control trial. Control Clin Trials. 1981; 2: 31-49.
16) CONSORT. http://www.consort-statement.org/（2019.5.30 アクセス）
17) Munnell AH, Sass S. Working longer: the solution to the retirement income challenge.

第 3 章　今後の高齢化の動向と労働政策

Washington DC, Brookings Institution Press; 2008.

18) Taylor BA, Bengtson VL. Sociological perspectives on productive aging. In: Morrow-Howell N, Hinterlong J, Sherraden MW, editors. Productive aging: concepts and challenges. Baltimore, MD: Johns Hopkins University; 2001. p. 120-44.

29) Alavinia SM, Burdorf A. Unemployment and retirement and ill-health: a cross-sectional analysis across European countries. Int Arch Occup Environ Health. 2008; 82: 39-45.

20) Börsch-Supan A, Jürges H. Early retirement, social security and well-being in Germany. In: Wise DA, editor. Developments in the economics of aging. Chicago, IL: University of Chicago Press; 2009. p. 173-202.

21) Coursolle K, Sweeney M, Raymo JM, et al. The association between retirement and emotional well-being: does prior work-family conflict matter? J Gerontol B Psyclnol Sci Soc Sci. 2010; 65: 609-20.

22) Midanik LT, Soghikian K, Ransom LJ, et al. The effect of retirement on mental health and health behaviors: the Kaiser Permanente Retirement Study. J Gerontol B Psychol Sci Soc Sci.1995: 50: S59-61.

23) Jokela1 M, Ferrie1 JE, Gimeno D, et al. From midlife to early old age: health trajectories associated with retirement. Epidemiology. 2010; 21: 284-90.

24) Westerlund H, Kivimaki M, Singh-Manoux A, et al. Self-rated health before and after retirement in France (GAZEL): a cohort study. Lancet. 2009; 374: 1889-96.

25) Butterworth P, Gill SC, Rogers B, et al. Retirement and mental health: analysis of the Australian national survey of mental health and well-being. Soc Sci Med. 2006; 62: 1179-91.

26) Mein G, Martikainen P, Hemingway H, et al. Is retirement good or bad for mental and physical health functioning? Whitehall II longitudinal study of civil servants. J Epidemiol Community Health. 2003; 57: 46-9.

27) van Solinge H, Henkens K. Involuntary retirement: the role of restrictive circumstances, timing, and social embeddedness. J Gerontol B Psychol Sci Soc Sci. 2007; 62: S295-303.

28) Settersten RA. Time, age, and the transition to retirement: new evidence on life course flexibility? Int J Aging Hum Dev. 1998; 47: 177-203.

29) George LK. Still happy after all these years: research frontiers on subjective well-being in later life. J Gerontol B Psychol Sci Soc Sci. 2010; 65: 331-9.

30) Calvo E, Sarkisian N, Tamborini CR. Causal effects of retirement timing on subjective physical and emotional health. J Gerontol B Psychol Sci Soc Sci. 2012; 68: 73-84.

31) de Wind A, Geuskens GA, Reeuwijk KG, et al. Pathways through which health influences early retirement: a qualitative study. BMC Public Health. 2013; 13: 292.

32) Edwards J. The relationship between person-environment fit and outcomes: an integrative theoretical framework. In: Ostroff C, Judge TA, editors. Perspectives on organizational fit. San Francisco, Jossey-Bass; 2007. p.209-58.

第4章 高齢者の就労と健康・メンタルヘルス

垂水公男（産業医，元福井県立大学）

高齢者就労の背景

POINTS

- 国内外の調査研究は，高齢者が仕事等の社会的な活動を継続することが健康（おもにメンタルヘルス）に及ぼす影響について，良否の両方の結果を報告している．
- 高齢者が良好なメンタルヘルスを保って就労を継続できるかには，社会的ネットワーク，年金受給の有無，仕事ストレス，ワークライフバランスの4つの条件が重要である．
- 生涯現役の実現に向けて高齢者が，それまでの職業生活を通じて獲得した知識・技術等を活かしていくことができる就労形態や労働環境・条件が整備されることが望まれる．

はじめに

　　高齢であっても働き続けることは，社会保障の受け手が支え手に交代することであるだけでなく，規則正しい生活習慣や社会とのつながり —— 社会的ネットワークの維持を介して健康に好ましい影響があると考えられている．その一方で，働くことは一定の契約条件の下で労務を提供することであり，社会的な責任とともに当然に心身への負荷を伴う．一般

第 4 章　高齢者の就労と健康・メンタルヘルス

的な高齢者の心身状態を想定するとき，その労働のあり方にはそれまで
の年齢ではあまり考慮されてこなかったさまざまな健康面での問題が現
れてくることは想像に難くない．ここでは，高齢者の労働と健康，特に
メンタルヘルスとの関係についてこれまでの知見を集約・整理し，高齢
者が良好なメンタルヘルスを保ちながら就労できる労働環境・条件につ
いて考えてみたい．

　なおこれ以降，高齢者とはとくに断りのない限り 65 歳以上の人を指
している．また，50 歳代から 65 歳までの間にそれぞれの企業では，定
年退職に向けたさまざまな早期退職制度等が用意されている．50 歳代
以降に各企業が設けるこうした退職制度を経て退職する場合（転職，解
雇を除く）をリタイアと表現している．

高齢者の労働とメンタルヘルス

　高齢者の労働とメンタルヘルスの関係を検討した調査研究では，おも
に 2 つの点が関心の対象となっている：退職自体の心理影響および高齢
での就労の有無とメンタルヘルスの関係である．本節では，まず後者を
取り上げる．

　一般にリタイア後も働き続けることは健康に良い[1,2]との考え方がある．し
かし，国内外の調査研究を概観してみると，高齢者の労働と健康の関係
は一様でない．リタイア後にメンタルヘルスは改善されていた，逆にリ
タイア後も働くことはメンタルヘルスに良いという報告，あるいはリタ
イア後の就労の有無はメンタルヘルスの良し悪しとは関係していない
等々．以下では，それぞれの結論が導かれているいくつかの調査報告に
ついて具体的にみていき，そこに示された就労とメンタルヘルスの間に
ある因果関係を集約・整理して，高齢者における就労のあり方について
考えてみる．なお，リタイア後の就労の有無とメンタルヘルスとの間
に，特定の関係はなかったとする報告については取り上げなかった．そ

124

こでの両者の関係性は，良または否の報告の中で考察されている．ここで参照した調査報告は，おもに 2005 年以降に発表された追跡（コホート）研究を取り上げたが，必要に応じてそれ以外の調査報告も参照した．

リタイア後の就労はメンタルヘルスに良い

POINTS

- 高齢者の就労 ── リタイア後も働くことは，メンタルヘルスの維持に良いとする調査報告をみていく．
- リタイアした後に再度就労（継続就労を含む）した人では，メンタルヘルスが良好な状態に保たれていたが，就労していない人では，前者に比べてメンタルヘルスが低下していた．
- 就労の有無とメンタルヘルスの関係性には，社会的ネットワークや年金受給が関係していた．

1. 事例紹介

（1）オランダでの 10 年間の追跡調査結果

（調査の概要）

　オランダの大手企業に勤務する会社員および公務員のうち，50 歳以上の人から構成されたコホート集団に属する 3,899 人について，2001 〜 2011 年の 10 年間に質問票による 3 度の健康調査[3]が行われた．この調査期間中に対象者の多く（追跡調査開始時の対象者の 82%，2001 年時点で平均年齢 54.2 歳）がリタイアしたが，これらの人々を含めて調査開始時点以降の就労の有無と生活満足度等との関連性が検討された．

　なお，この調査では約 20 〜 30% の労働者が，退職に際して「何らかの圧力を感じていた」との回答があったことから，対象者を自主的なリ

第4章　高齢者の就労と健康・メンタルヘルス

タイアか，またリタイア後は「年金を受給しながら就労 bridge employment/job*」しているかで区分して，メンタルヘルスの指標として取り上げた生活満足度等との関連性が検討された．

　　*Bridge employment is often defined as paid work among those who receive a
　　　pension income[3].

（結果）

　リタイアの契機が非自主的な退職であっても，その後に年金を受給しながら就労している人では，生活満足度が比較的高く保たれていた．自主的に退職した後に年金を受給しながら仕事に就いている人では，さらに高い生活満足度が示されていた．

（コメント）

　この調査研究での追跡対象者については，その一定割合がリタイア後に年金を受給しながら就労していた．10年という比較的長い追跡期間の中で，リタイア後に何らかの仕事に就いている人では，退職が自主的であるか否かにかかわらず高い生活満足度が維持されていた．メンタルヘルス維持の点からは，退職後も継続して就労できていて，かつ一定の収入があることが重要であることが示唆されていた．

　この調査は，オランダの大手企業の社員と公務員を対象に実施されている．すなわち，経済的な面で比較的均質な集団であり，一般的に就労と関連していると考えられる経済的背景が就労と健康の関係に影響している可能性は小さいと思われる．それでも，この調査結果は，リタイア後の就労は経済的な安定という面も含めて，高齢者のメンタルヘルスの維持に有利に働いていることを示していた．

（2）日本の調査研究

（調査の概要）

　高齢者の労働と健康の関係を調べるため，埼玉県和光市に居住する

リタイア後の就労はメンタルヘルスに良い

65歳以上の住民から任意抽出した4,169人を対象に，メンタルヘルスならびに認知機能を含む心身機能およびその他の健康状態について，2008，2010，2012年の3年度にわたって質問票を用いた調査[4]が行われた．メンタルヘルスはGDS（Geriatric Depression Scale）という抑うつ度の評価尺度，認知機能はTMIGIC（Tokyo Metropolitan Institute Gerontology Index of Competence）という質問票の得点で評価された．

調査対象者のうちデータがそろっている1,768人を，3回の調査機会に継続して就労していた人（継続就労群），2回目調査の2010年以降に非就労になった人（就労中断群）の2グループに分けて，それぞれのグループのGDS得点，TMIGIC得点が比較検討された．

（結果）

就労中断群では年次とともに心身機能が低下し，メンタルヘルスは明らかに低下（GDS得点は上昇）していた．継続就労群に分類された人たちを，就労形態がフルタイム勤務およびパートタイム勤務の2つの群に分けて比較した場合には，GDS得点について両群間で明確な違いは認められなかった．

一方，初回調査はパートタイム勤務で，2回目調査の2010年以降に勤務を中断していた人では，心身機能とメンタルヘルスはともに就労していた調査開始時点に比べて低下していた．

（コメント）

継続就労群では，フルタイムかパートタイムかといった勤務形態にかかわらず，GDS得点ならびにTMIGIC得点は調査開始時の値が維持されていた．一方，就労中断群では，これらの得点はともに調査開始時に比べて低下していた．こうした抑うつ度および認知機能の低下の理由として，それまでの就労を含めて何らかの形で社会とのつながり ── 社会的ネットワークが維持されていたことが，メンタルヘルスに良好な影響を及ぼしていたと説明されている．

第4章　高齢者の就労と健康・メンタルヘルス

　なお，この調査では，観察期間中に退職というイベントがあったかについては考慮されていない．このため，継続就労群には自営業や経営者などのリタイアを経験することがないと考えられる人が一定割合含まれている可能性がある．

　また高齢で何らかの職や職位にあり続けるためには，相応の健康ならびに心理面での優位性があると考えられる．この場合，比較的健康に恵まれた人が，一定年齢を超えて就労を継続していたため継続就労群でメンタルヘルスが維持されているようにみえた（逆に就労中断群は体調不良のため就労を断念した人が多かった）という自己選択バイアス（偏り）の可能性を否定できない．

(3) シンガポールでの追跡調査結果

（調査の概要）

　高齢者の就労およびボランティア活動と健康との関係を調べることを目的に，シンガポールに居住する 55 歳以上の 2,716 人について，2 年の期間を隔てて質問紙による前後 2 回の調査[5] が行われた．

　2 回の調査にともに回答があった 1,754 人についてその生活形態から，就労群（12%），非就労ボランティア活動群（10%），非就労非ボランティア活動群（78%）の 3 グループに分類して，GDS で測定したメンタルヘルス状態（抑うつ度）と MMSE（Mini Mental State Examination）で測定した認知機能などが比較検討された．

（結果）

　各グループの構成割合は，調査開始時点と 2 年後でほぼ変わっていなかった．調査開始時点で就労群と非就労ボランティア活動群では，非就労非ボランティア活動群に比べて GDS 得点は低く（メンタルヘルスは良好），MMSE 得点は高く（認知機能は良好）なっていた．これらの傾向は，2 年後の追跡調査でも同様の傾向であることが確認された．

リタイア後の就労はメンタルヘルスに良い

（コメント）

　就労群および非就労ボランティア群で抑うつ度が低く認知機能が良好であった理由として，社会とのつながりが維持されていることによって心理面への良い影響があり，また社会との交流を通じた心身への刺激によって認知機能が保持されたためと説明されていた．

　なお，ここでも就労群と非就労ボランティア活動群では，もともと健康状態が良好な人がリタイア後も労働やボランティアといった活動的な生活形態を維持する可能性が高いことから，こうした対象者群間の健康度の差 ── 自己選択バイアスによる見かけ上の関係性と考えることもできる．

　ところで，MMSE で評価された認知機能は，GDS で評価した抑うつ度と異なり負荷の大きいあるいは強制的な業務であっても，そうした心身への刺激が相応の心身機能の維持に役立つことも考えられる．こうしたことから，調査の中で認知機能だけを指標として取り上げて，高齢者の就労は健康維持に有用だとすることは適当でない．高齢者が就労を継続する場合には，メンタルヘルスと認知機能の両者を含んだ広い意味の心の健康への影響評価が検討されることが望ましい．

（4）オーストラリアでの横断調査

（調査の概要）

　リタイアとメンタルヘルスの関係を明らかにするため，オーストラリア・ニューサウスウエールズ州に在住する 45 ～ 79 歳の 202,584 人について，質問票を用いてその時点での就労形態と心理的な負担感 ── ディストレスについての調査[6] が行われた．

　集計分析では，リタイア後の就労形態とディストレスとの関係が検討された．

第4章　高齢者の就労と健康・メンタルヘルス

（結果）

　75歳までの年齢では非就労の人に比べて，就労している人ではディストレスは低くなっていた．一方75〜79歳では，就労の有無とディストレスの間に明確な関連性は認められなかった．

（コメント）

　この報告は，調査時点での就労状況とディストレスとの関係を調べた横断調査に基づいている．横断調査の結果からは，就労を継続しているとメンタルヘルスを良好に維持できるかという労働と健康の因果関係を推論することはできない．ただ，この調査を紹介したのは，ディストレス——ストレス感が取り上げられている点である．自己選択バイアスを考慮したうえで，高齢で就労している労働者について同様の年齢層の非就労の人に比べてストレス感が高くないことは，リタイア後の就労を推進する視点からは意味があると思われる．

　その一方でこの調査では，75〜79歳では就労の有無とストレス感の間に関係性がみられなかったことにも注意する必要がある．高齢者の労働と健康の関係について，どの年齢までにどのような関係性があるのかを知ることは，今後の高齢者の就労を考えるうえで常に意識されるべき問題である．これまで紹介した，またこの後にも取り上げた高齢者の労働と健康についての調査報告のほとんどは，70歳くらいまでの年齢層が調査対象の中心である集団の報告になっていて，その後の年齢層における就労を取り上げていないことは承知しておく必要がある．

2. 因果関係について

（1）社会的ネットワーク

　先にみた Ushio ら[4] の調査研究では，追跡開始時点およびその後の2時点で就労の有無とメンタルヘルスを含む心身状態等が調べられている．集計分析では，継続就労群と途中から就労しなくなった就労中断群

についてメンタルヘルス状態が比較検討されていて，高齢者における労働と健康の関係性の中で，時間経過に伴う加齢の影響を考慮する必要はない．同じ地域に在住して就労する人を継続的に観察したところ，就労を継続している人は途中で就労を中断した人に比べて，メンタルヘルスが良好だったとの結果が得られていた．

就労とメンタルヘルスの関係でまず問題になることは，就労中断群では仕事を続けられなくなった何らかの理由，とくに身体上の健康問題があったのではないかということである．高齢者については，健康状態が大きく変化して就労の継続が困難になるという事態は，決して少ない頻度ではないであろう．身体を壊したあるいは健康を害したために就労を断念し，したがって同時にメンタルヘルスも低下しているという事態は十分に考えられる．

しかし，ここではそうした身体的な健康状態の差異があったことは否定されており，身体的健康度に差異はなかったものの，メンタルヘルスは調査期間中に就労しなくなった人でより低下していることが認められていた．さらに，就労形態がフルタイム勤務かパートタイム勤務であるかにかかわらず，継続就労群では良好なメンタルヘルス状態が維持されていた．これらのことから，高齢者について就労やボランティア活動を介して社会とつながっている社会的ネットワークの維持が，良好なメンタルヘルスを維持するうえで一定の役割を果たしているという関係性を確認することができる．

（2）年金を受給しながらの就労

先進国では，年金制度が一定程度確立されている．年金を受給しながら就労して一定の収入を得ることは，経済的安定による心理面の効果は大きいと思われる．年金収入が保証されたうえでの就労は，心理ストレスの軽減に働いていると考えられる．オランダの調査報告は，とくにこ

第4章　高齢者の就労と健康・メンタルヘルス

の点を因果関係の中で説明していないが，高齢者の労働に関する調査では背景要因として意識しておく必要がある．

　リタイア後の就労では収入を意識する必然性が小さく，例えば“生きがい”といった社会的なつながりやボランティアなどの社会貢献を意識した活動を選択することも可能になる．

（3）認知機能

　高齢者の就労に関して，これまでに紹介した調査報告も含めてメンタルヘルスとともに認知機能が調べられていた．感情障害の指標としての抑うつ度とともに，認知機能の変化を就労との関係で明らかにすることは，高齢者の就労を社会負担軽減の対応の中でどう位置づけるかという議論の中で重要である．

　高齢者の就労が，抑うつ感情の変化とだけ結びつけて議論されることは適切ではない．高齢期のメンタルヘルスを考える場合には，感情面と機能面の両面について変化や影響が評価される必要がある．例えば，就労の緊張から解放された日常（非就労）は，抑うつを改善する一方で認知機能を低下させることもあり得る．高齢期はさまざまな心身機能が低下する過程が，それ以前の年代に比べてより速く進行するとされている．退行変化と考えられている現象が，実は就労を介した社会とのコンタクトが疎になることによって引き起こされる，あるいは加速されるとすると，高齢者の労働と健康を明らかにすることは今後の社会のあり方を考えるうえで重要な意味を持っている．

リタイア後の就労はメンタルヘルスに良くない

リタイア後の就労はメンタルヘルスに良くない

POINTS

- リタイアは，それまで被ってきた仕事に関連したさまざまなストレスへの曝露から離脱することであり，メンタルヘルスを含めた健康全般に良い結果をもたらしている．
- 働くことに伴う心理・仕事ストレスからの解放と自由時間の増加，ワークライフバランスと積極的な健康行動の実践による健康効果が，理由としてあげられていた．

1. 事例紹介

（1）ロンドンの公務員の追跡調査結果

（調査の概要）

　英国ロンドンの官庁街に勤務する公務員のうち，調査開始時点で54～59歳からなるコホート集団を対象に，定年（60歳）による退職とその後の健康状態の変化について追跡調査[7]が行われた．調査は，個々の被験者ごとにリタイア後の就労状況および健康状態について，平均3年にわたって実施された．メンタルヘルス状態は，SF-36（Short Form 36）で調べられた．

　調査終了時点で，定年退職者392人（健康不安がある者，転職・早期退職者を除く）とその後も公務員として継続的に就労している618人（うち239人は60歳を超えて継続就労）について，健康状態の変化が比較検討された．

（結果）

　調査期間の3年間に公務員として継続的に就労していた人では，メンタルヘルスが次第に悪化していた．一方，この間に定年退職した人では

133

第4章　高齢者の就労と健康・メンタルヘルス

メンタルヘルスは改善傾向を示していた．在職中の職位が比較的高かった退職者では，メンタルヘルスは著明な改善傾向を示していた．

（コメント）

職位が高かった人でメンタルヘルスの改善が顕著だった理由として，これらの人では在職中により強い業務上のストレスにさらされていたこと，さらには退職後の年金にゆとりがあることが推測されていた．一方で退職者のうち職位が高くなかった人では，メンタルヘルスの改善傾向は明確ではなく，さらには年金生活の不安が推測されていた．

ただ，この調査の退職者では，先にみたオランダでの調査報告[3]で取り上げられていた「年金を受給しながらの就労」については検討されていない．在職中に比較的職位が高く，その後にリタイアしたこれらの人が，ゆとりある年金額を受給しながら就労していることは不自然ではない．1つの職場集団をコホートとして追跡調査した場合，退職後の就労について情報は得にくくなる．この点は，リタイアとその後の健康について調査する，あるいはそれに基づいて得られた結果を解釈する際に注意する必要がある．

（2）フランスでの調査結果

（調査の概要）

フランスの国営企業（ガス・電気事業）に勤務する労働者 14,104 人を対象に，リタイア（平均退職時年齢 54.8 歳）の前とその後のそれぞれ 7 年間，合計 14 年間にわたって，企業が保有する人事管理データ等をもとにした追跡調査[8]が行われた．

この期間中に毎年，心身状態および CES-D（Center for Epidemiologic Studies Depression Scale）でメンタルヘルスの変化が調査され，それらの結果が比較検討された．

（結果）

　14 年間の追跡期間中に身体的な健康問題は年齢とともに次第に増加し，リタイア前後で有病率曲線は変化することなくそのまま継続してゆるやかな上昇傾向を示していた．一方，うつ症状の有病率および心身疲労の有訴率曲線は，リタイア前年ころまで緩やかな上昇傾向を示していたが，その後は比較的大きく低下（メンタルヘルスおよび心身疲労の訴えは改善）していた．

（コメント）

　うつ症状有病率の低下は，リタイアによってそれまでの就労に伴う疲労・心理負担が軽減されたこと，確保された自由な時間が運動などの健康行動に振り向けられたことが，そうした変化がもたらされた理由としてあげられていた．

　この調査対象者の平均退職年齢は 55 歳で，この年齢ではリタイア後のゆとりある生活時間の中で多くの人が健康維持のための活動に時間を割くようになり，ワークライフバランスが改善されたと説明されていた．

　なお，リタイアは年金受給開始データで確認されていたが，リタイア後の年金を受給しながらの就労やボランティア活動等とメンタルヘルスとの関係については検討されていない．こうした情報は，企業が保有する社員管理データだけから取得することはできないと思われる．それまでの国営企業での勤務生活を終了して，リタイア後は各人の志向に応じた就労などの社会活動が，ある程度の年金を受給する経済的な安定の中で遂行される生活が，メンタルヘルスの改善と関連しているかもしれない．

第 4 章　高齢者の就労と健康・メンタルヘルス

(3) ノルウェーでの追跡調査結果

（調査の概要）

　ノルウェーでリタイアに伴う健康状態の変化を調べるため，調査の開始時点で多くの労働者がリタイアする年齢層である 57 〜 66 歳であってフルタイム勤務についている 1,391 人を対象に，2002 年と 2007 年の 2 度の機会に質問紙による調査[9] が行われた.

　この 5 年の間隔で実施された健康調査にともに回答した 546 人について，この間のリタイアの有無および心身の健康状態の変化等が集計分析された. メンタルヘルスは，SF-12 から計算される精神的な健康度尺度 MCS-12 で評価された.

（結果）

　継続的に就労している人に比べてリタイアした人では精神的健康度が良好で，メンタルヘルスが不良である人の割合が少なくなっていた. この理由として，就労している人に比べてリタイアした人では喫煙率は上昇していたものの，健康に良いとされる活動的な生活により多くの時間が割かれ，食生活もより健康的なものになっていた. こうした，健康を指向した生活習慣・健康行動の維持と並行して，メンタルヘルスは向上していた.

　なお，この調査では追跡期間が十分に長くないため，この結果からリタイア後に就労していない状態が長期に及んだ際のメンタルヘルスの変化を推定することは適当でないと述べられている.

（コメント）

　この調査対象者の就労形態は，全員がフルタイム勤務である. こうした労働形態では，60 歳前後の年齢においてもそれまでの年齢に相当する人に近い業務の量的・質的負荷があると考えられる. このため，年齢とともに進行する心身状態の衰え・加齢現象の結果として，就労を継続している人がリタイアした人よりメンタルヘルスが不良であったという

136

結果は不自然ではない.

　一方で報告書は，リタイアして就労しなくなった人についてノルウェーでの年金生活は比較的ゆとりがあり，リタイアした人にとっての健康は生活時間がどれだけ健康に有益な活動・健康行動に振り向けられるかというワークライフバランスと関連することを指摘している．これは逆に就労を継続していたとしても，その労働環境・条件がそのときの年齢に相応しいものであれば，健康は維持されると考えることができる．この場合，心身状態に相応した就労やボランティア活動は，当然にメンタルヘルスの維持に良い結果をもたらすであろう.

2. 因果関係

（1）仕事ストレス

　ここに紹介した調査報告では，リタイア後にメンタルヘルスは改善していて，この傾向はとくにリタイア前の職位が高い人でより明確だった．各調査は比較的長期にわたって追跡されていて，仕事ストレスからの離脱は一時的な効果ではないことがうかがわれる.

（2）ワークライフバランス

　リタイア後の時間的な余裕が，運動などの健康行動に振り向けられるという生活習慣・ワークライフバランスの改善は，メンタルヘルス維持改善のもうひとつの説明になっていた．なお，すでに指摘したように，これらの調査では年金を受給しながら就労しているかについて言及されておらず，社会的ネットワークについても不明である．リタイア後の生活が長期に及ぶとき，むしろワークライフバランスの維持が重要になってくるとも考えられる.

第4章　高齢者の就労と健康・メンタルヘルス

関連要因の追加・整理

POINTS
・高齢者に関してさらにリタイアと労働の質が問題になるが，リタイア自体は，単純にメンタルヘルスが低下する方向での関係性を示さない．
・メンタルヘルスを維持するには労働の質が重要で，その要点は安定就労，時間管理が可能，技術の活用，公正な賃金である．

1. リタイアのメンタルヘルス影響

　日本ではリタイア・定年退職は社会的役割を終了することと同義で，それゆえにメンタルヘルスの低下[2]を招くと考えられている面がある．リタイアは人生の一大イベントであり，この点に焦点をあてた調査研究を紹介する．

(1) アメリカでの調査結果

（調査の概要）

　リタイアと健康の関係について因果関係を明らかにするため，企業に保存されている従業員の勤怠状況など各種のデータを利用して，疑似実験的な手法を用いた調査研究[10]が行われた．疑似実験的な調査というのは，調査計画の中であらかじめ考慮されていない未知の要因が調査結果をゆがめないようにするため，実験計画法をまねて調査計画を組むことである．

　この調査では，特定の企業に属しておもに製造業務に従事する労働者659人を対象に，1997 ～ 2009 年の間に発生したリタイア（平均退職時年齢62.4 歳）について，その前後の健康状態をアメリカの医療保険制度であるメディケアのデータ（うつ病の診療請求書）を用いて集計・比

138　　　**JCOPY** 498-05920

較することで，リタイアとメンタルヘルスとの関係が検討された．

（結果）

　統計学の手法を用いて，因果関係に影響すると考えられる要因を調整した後に，リタイア前に比べてリタイア後で医療機関への受診行動の全般が減少していた．また，うつ病での受診も減少していたことから，リタイアはメンタルヘルスにとって良くない影響を与えていなかったと結論づけられた．

（コメント）

　アメリカでは公的な年金制度がなく，リタイアはそれぞれの企業で60歳代を中心に個々の従業員の判断で自主的に行われる．このため，リタイア前後の健康状態の変化をみるには，この調査のように特定の企業が保有する従業員データを用いて分析する方法は有用になる．

　ここでの結論が示していることは，リタイア後に健康状態の悪化が認められなかったことで，リタイアというイベント自体はメンタルヘルスに大きな影響を与えるものではないことが示された点で意味のある報告となっている．ただこの調査では，リタイア後の就労やボランティア活動といった社会的ネットワークと健康との関係について述べられていない．

(2) レビュー論文

　たくさんの高齢者の労働と健康についての研究結果を集約して総括したレビュー論文[11] について，その報告内容をみてみる．

　ここでは，科学論文のデータベースから2013年11月までに発表された関連研究から979編を抽出し，内容の妥当性等を吟味したうえで採用した22論文をもとにリタイアと健康の関係を集約・整理している．その結論は，リタイアはメンタルヘルスに良い影響を与えているという強い証拠があるが，全般的あるいは身体的な健康に対しては良いと悪いの

第 4 章　高齢者の就労と健康・メンタルヘルス

矛盾した結果があるというものである.

2. 労働の質

　次に，就労を継続することを想定した際に重要な要因である，労働の質について考えてみる.

(1) オーストラリアでの調査結果

（調査の概要）

　オーストラリアで，世帯を単位に任意抽出された対象者のうち 50 ～ 59 歳の高齢者 836 人について，2002 年から 9 年の間隔で二度の調査[12]が行われた．メンタルヘルスの評価には，SF-36 が使われた．初回調査ではリタイアの契機（自主的か非自主的か）が，9 年後の調査ではその時点での就労の有無を含む生活状況と健康状態が調査された.

　この間の健康度の変化と，就労を継続している人については，その時点で重要と考えられている 4 つの労働環境・労働条件が，健康にどのような影響を及ぼしているかの観点から集計検討がなされた.

（結果）

　9 年後の健康状態を比較すると，自主的にリタイアした人および就労を継続している人では，全般的な健康状態の若干の低下と良好なメンタルヘルスの維持がみられ，メンタルヘルスについては両群の差は小さかった.

　さらに，就労を継続している人についてその時点での労働の質で区分した場合，メンタルヘルスについては明確な差異がみられた．すなわち，自主的にリタイアした人と比べて，良好な労働条件で就労している人では身体的な健康度は良く，メンタルヘルスでは両者の間に差はみられなかった．一方，自主的にリタイアした人と比べて，不良な労働条件で就労を継続している人では，身体およびメンタルヘルスの健康度はと

140

もに明らかに低下していた.

分析結果を踏まえてこの調査報告では, 労働の質を測る条件として次の4項目をあげている. 安定した仕事 secure jobs, 時間管理が可能 control over work time, 技術の活用 skill use, 公正な報酬 fare rewards.
(コメント)

高齢者の労働は, 身体面で退行が加速し始める時期の中で心身への負荷が継続していくことになる. したがって, 年齢からくる心身条件に対応して, 適切な労働環境・労働条件が用意されることがより厳格に求められるであろう. これら4つの条件はいずれも妥当なもので, 高齢者が健康を確保しながら就労できる条件を考えるうえで重要な示唆を与えてくれている.

(2) アメリカでの調査結果

(調査の概要)

この調査[13] では, 1997 ～ 2000 年の間に 65 ～ 88 歳の年齢にあったアメリカの一般市民から任意抽出された 23,247 人（平均年齢 74 歳）を対象に, 就労の有無や労働条件と質問票による抑うつ症状や一般的な健康状態との関係が調査された.

(結果)

調査対象者のうち, 就労している高齢者では非就労の人に比べて抑うつ度は明らかに低くなっていた. この就労者と非就労者の間にみられた抑うつ度の差は, 身体的な問題の有無を調整した後ではなくなっていた. すなわち, 先にみた "リタイア後の就労はメンタルヘルス維持に良い" とする結果は, 身体的な問題を抱えた人が就労から離脱して非就労となり, 身体的な健康問題があるためにおそらくは抑うつ的な感情も増大する結果となったと解釈することもできる.

さらには, リタイア後であって就労している人のうち, 低い抑うつ度

第 4 章　高齢者の就労と健康・メンタルヘルス

（良好なメンタルヘルス状態）を示していたのは，とくに比較的ステータスの高い職業に就いていた人だった．この傾向は，身体的な条件を加味して分析した後でも変化はみられなかった．
（コメント）

　この報告の中で著者は，高齢者における就労が健康とりわけメンタルヘルスの維持に有用であるかは，その高齢者が就いている仕事の質，経済および身体状況の影響が避けられないと述べている．さらに，他の研究で，自主的にリタイアした人ではメンタルヘルスが良好であるという結果が得られている理由として，リタイアした人たちが比較的経済的に恵まれた状況であったことが推測されるとしている．その一方で，リタイア後の労働が高齢労働者にもたらす経済的および心理的に有益な影響についても言及している．

　リタイア後に就く労働の質は，調査対象となる集団によってそれぞれ異なっているのであり，その差異が経済的ならびに心理的な影響・効果に及ぶことを通してメンタルヘルスが良かったり悪かったり，そしてときには無関係だったりという異なった結果につながっているという関係が指摘されていた．

3. 関連要因の整理

　ノルウェー[9]では，比較的恵まれた年金制度の中で 55 〜 65 歳の人がリタイアを選択する状況は，個々の労働者の個別状況による部分が大きいとされていた．この調査では，リタイアする人は得られた自由時間を健康維持の活動により多く配分し，ワークライフバランスが改善されることでより良い健康状態を維持できていた．逆に就労を継続する人では，就労によって規定される生活時間の規則性や身体活動，仕事を通じた社会的なネットワーク等を介して一定の健康維持が図られることになる．

関連要因の追加・整理

　その仕事が健康維持に適したものであれば，当然に良好な健康状態が維持されるが，そうでなければ健康状態を維持することは難しくなる．リタイア後の就労はメンタルヘルスの維持に適当でないとする報告では，非就労という形での社会的ネットワークの減少，あるいはボランティア活動等での社会的ネットワークの維持が，メンタルヘルスにどう影響しているかについて特に示唆は示されていない．さらに，オーストラリア，アメリカでの調査結果は，リタイア後の労働の質について指摘している．

　以上から，リタイア後の就労とメンタルヘルスの関係性に関わる要因について，次の点をあげることができる．

・社会的ネットワークの維持：
　　心身の健康への効果として，社会的ネットワークの維持は重要であることから，就労にとどまらずさまざまな機会でのボランティア活動等もメンタルヘルスに対して同様の意味を持っている．
・仕事ストレス，労働の質：
　　リタイア以前の 20 ～ 60 歳を中心とした年代での働き方は，リタイア後の年代の労働者にとって過重な負荷，仕事ストレスと考えられる．年齢に応じた，労働環境や労働条件が考えられる必要があるがこの際，オーストラリアの調査報告で示された 4 つの労働の質（安定就労，時間管理，技術活用，公正報酬）への配慮が必要になる．
・経済的な安定：
　　一定程度の年金を含めた全体的な収入水準は，労働報酬に対するウエイトを小さくする方向に働き，心理的安定に寄与する．
・ワークライフバランス：
　　リタイア後の生活では，健康維持のための健康行動が確保される

第 4 章　高齢者の就労と健康・メンタルヘルス

ためのワークライフバランスの確保とそこでの健康行動の実践が
重要になる.

補足：自主的な退職と定年退職

自主的な退職であるか否かが，その後のメンタルヘルスに影響する可
能性があることは，先のオランダの調査報告[3]で指摘されていた．諸外
国での調査結果を定年退職が主流であるわが国にあてはめて，リタイア
と心の健康の関係性を考えることができるのだろうか.

一般に，日本では 65 歳が一応の定年退職時期として定着している
が，欧米ではリタイアは次のように説明されている：

The exit from labor force, taken by individuals after middle age, and taken
with the intention of reduced psychological commitment to work thereafter.
（Feldman DC: The decision to retire early: a review and conceptualization.
Academy of Mangement Review. 1994; 19: 285-311）

中年期以降に，今後は仕事から距離をおこうという意思に基づいて行
われる就労からの離脱である．ただ日本では，多くの労働者にとって定
年退職はあらかじめ与えられた条件であって，個々の労働者は定年退職
に向けて何らかの準備や心づもりを迫られる．結果的に定年退職は意思
による就労からの離脱であり，多くの日本の労働者にとって定年退職は
上記の Feldman の定義によるリタイアと同義と考えて良いと思われる.

144　　　　　　　　　　　　　　　　　　　　　　JCOPY 498-05920

リタイア後の就労とメンタルヘルス

リタイア後の就労とメンタルヘルス

POINTS

- 社会的ネットワーク, 年金受給, 仕事ストレス, ワークライフバランスは, 高齢者が就労を継続する際のメンタルヘルスの維持と密接に関係している.
- 労働の質は, 上記の4項目で特徴づけられるリタイアとその後の就労の際のメンタルヘルスとの関係性を改善する可能性がある.
- 生涯現役を指向した個別対応を基本とした健康管理が望まれる.

1. 関係性

　先にみた4つの要因（社会的ネットワーク, 年金を受給しながらの就労, 仕事ストレス, ワークライフバランス）から, 高齢者の就労とメンタルヘルスの関係性を（図1）にまとめた.

関連要因		リタイア： 前　後　　前　後 就労： あり なし　あり あり	リタイア後の就労は メンタルヘルスに
社会的 ネットワーク	多 少		良
経済的 安定・年金	有 無		良
仕事ストレス	高 低		不良
ワークライフ バランス	良 否		不良

(注)矢印(オレンジ)：メンタルヘルスは改善, 良好を維持. 矢印(青)は逆.

図1　リタイア, メンタルヘルスと4つの関連要因

第4章　高齢者の就労と健康・メンタルヘルス

　　リタイア後の就労がメンタルヘルスの維持に良いという調査結果では，図1の関連要因のうち，社会的ネットワークと年金を受給しながらの就労が関わっていた．逆に，リタイア後の就労はメンタルヘルスの維持に良くないという調査結果では，仕事ストレスとワークライフバランスが，その因果関係を説明していた：社会的ネットワークの維持と年金受給はメンタルヘルスに有利，仕事ストレスの継続，ワークライフバランスの欠如は不利．

　　この相異なる結果は，労働の質の改善〔矢印（赤）↑↓〕で変化する．労働の質が確保されるのであれば，それは仕事ストレスを引き下げる方向に働き，結果的に高齢者が就労を通じて得ることができる健康面の恩恵 —— 良好なメンタルヘルスを維持することができることになる．労働の質が担保されない場合は，逆の状況になることで前者と異なる結果が導かれる．

2. 生涯現役社会と健康管理

　　これまでみてきたメンタルヘルスの維持に関係する要因とともに，健康管理のあり方も重要である．

（1）高齢者における仕事の質

（住民調査結果）

　　今から20年ほど前に，著者は九州のある山間の町に居住する地域住民を対象に，"生活の中で大切にしていること"についての調査[14]に参加した．この調査結果で印象的だったことは，住民の多くが性別や年齢（20〜50歳代）によらず普段の生活の中で大切に思っているものは，第1に家族，次いで友人，第3位が仕事であった．そしてこの3項目に与えられた大切さの度合い（評価点）に大きな差はなく，つまりは日々の生活の中で家族，友人，仕事は同じ程度の大切さとして認識されていた．

リタイア後の就労とメンタルヘルス

その一方で，仕事は 60 歳代以降の人では顕著に評価点が低下していた．これは，リタイアによって就労から離脱したことが影響していると考えられた．その結果，当然のことながら評価点で示された全体的な生活の質 QOL も低下していた．

このことは，働くことが一般的な QOL を維持するうえで重要な要素であることを示している．働くことは，生活の手段という意味を含めて，家族や友人との付き合いと同じだけの重さとして受け止められていた．60 歳代以降の人の仕事への認識は，むしろ社会的ネットワークの維持が強く意識されたものになっていた．

（年代で異なる仕事の意味）

一般に先進国における就労者・勤労者はおおよそ 20 〜 65 歳の年齢の人が中心となっている．この年齢層の間に，人は職業人としてのキャリアを積み，時間経過とともに業務内容は次第に変化 ── 身体的負荷は減少し精神的負荷が上昇する．ある程度の職位では，身体面での負担は一定程度軽減されるが，結果責任を問われるようになり精神的な負担は大きくなる．こうした状況は，リタイアがメンタルヘルスの改善につながっているとする調査結果の 1 つの説明になっていた．そのうえで，リタイア後の就労にはどのような労働環境・条件が望まれるだろうか．

（高齢者の労働に求められる質）

先にみたように Welsh ら[12] は特に労働の質について 4 つの要素（安定就労・時間管理・技術活用・公正報酬）を調査項目に上げ，これらの要因が高齢者の就労の中でメンタルヘルスのあり方に影響を与えていることを確認していた．これらの要因のうち，安定雇用と公正な報酬は，年金受給資格取得後の就労では相対的に重要度は低下することで，技術や知識経験の活用，時間管理が重要になってくる．

第4章　高齢者の就労と健康・メンタルヘルス

　これらの点が担保される就労状況を考えてみると，まずは専門性の高い職種である弁護士や医師，特殊な技術を持つ技術者といった人たちをあげることができる．ただ，こうした高度の専門性を有する人は多くない．そうした職種にない多くの高齢者でも，それまでの長い人生を経てさまざまな知識・経験を蓄積してきている．今後はこうした，これまであまり顧みられることがなかった多様な知識・経験を集約して顕在化させ，職場に必要な1つの専門性として活用していくことが検討されて良い．

(2) サクセスフルエイジングと健康管理

　高齢者の全般的な健康状態や相対的に高い受療率を勘案すると，職場の健康管理であっても就労を含めた生活全般への配慮が必要になると考えられる．これは，次に紹介するサクセスフルエイジング[15]の考え方の中に示されている．

　高齢期においては，それまでの労働を通じたキャリア形成や成長が暗黙の目標であった年代とは一線を画して労働が位置づけられる．サクセスフルエイジングは健康自体を対象にした概念ではないが，健康に関連して次の5項目があげられている．

・主要な疾病（がん，脳・心臓疾患，糖尿病，精神障害）がない
・身体的に障害がない
・認知機能が保たれている
・身体機能が高度に保たれている
・人生を積極的に生きようとしている

　認知機能や身体機能は，現在の職場の健康管理では明確に意識されることは少なく，今後の検討が必要である．

リタイア後の就労とメンタルヘルス

　働く高齢者の健康はいくつかの共通する要因によって規定される部分がある一方で，高齢者の健康はかなり個別性が高いことが指摘できる．これまでのような職場集団（マス）としての対応とともに，個々の労働者について可能な健康面での支援が行える必要がある．高齢者が働きやすい労働環境条件を整えるとともに，個々人の健康状態を勘案した適切な健康管理が提供されることで，高齢者が活き活きと働ける活力ある社会が形成され生涯現役が多くの高齢者の選択肢になることが望まれる．

【参考文献】

1) Doyle Y, McKee M, Rechel B, et al. Meeting the challenge of population ageing. BMJ. 2009; 339: b3926.
2) 米山公啓. 高齢者うつ病: 定年後に潜む落とし穴. ちくま新書: 2013.
3) Dingemans E, Henkens K. How do retirement dynamics influence mental well-being in later life? A 10-year panel study. Scand J Work Environ Health. 2015; 41: 16-23.
4) Minami U, Nishi M, Fukaya T, et al. Effects of the change in working status on the health of older people in Japan. PLoS One. 2015; 10: e0144069.
5) Schwingel A, Niti MM, Tang CC, et al. Continued work employment and volunteerism and mental well-being of older adults: Singapore longitudinal ageing studies. Age Ageing. 2009; 38: 531-7.
6) Vo K, Forder PM, Tavener M, et al. Retirement, age, gender and mental health: findings from the 45 and Up Study. Aging Ment Health. 2015; 19: 647-57.
7) Mein G, Martikainen P, Hemingway H, et al. Is retirement good or bad for mental and physical health functioning? Whitehall II longitudinal study of civil servants. J Epidemiol Community Health. 2003; 57: 46-9.
8) Westerlund H, Vahtera J, Ferrie JE, et al. Effect of retirement on major chronic conditions and fatigue: French GAZEL occupational cohort study. BMJ. 2010; 341: c6149.
9) Syse A, Veenstra M, Furunes T, et al. Changes in health and health behavior associated with retirement. J Aging Health. 2015; 29. pii: 0898264315624906.
10) Horner EM, Cullen MR. The impact of retirement on health: quasi-experimental methods using administrative data. BMC Health Serv Res. 2016; 16: 68.
11) van der Heide I, van Rijn RM, Robroek SJ, et al. Is retirement good for your health? A systematic review of longitudinal studies. BMC Public Health. 2013; 13: 1180.
12) Welsh J, Stranzdins L, Charlesworth S, et al. Health or harm? A cohort study of the importance of job quality in extended workforce participation by older adults. BMC Public Health. 2016; 16: 885.
13) Christ SL, Lee DJ, Fleming LE, et al. Employment and occupation effects on depressive symptoms in older Americans: does working past age 65 protect against depression? J Gerontol. 2007; 62B: S399.

第 4 章　高齢者の就労と健康・メンタルヘルス

14）Tarumi K, Imanaka Y, Isshiki Y, et al. Quality of life domains in the healthy public：a trial investigation using attendants for an annual health checkup. Environ Health Prev Med. 1999；4：39-48.

15）Rowe JW, Kahn RL. Human aging：useful and successful. Science. 1987；237：143-9.

索 引

あ行

アクティブエイジング	103
アクティブエイジング社会	33
アメリカ	138, 141
一億総活躍社会	19
横断調査	130
オーストラリア	129, 140
オランダ	125
恩給法	36

か行

外国人労働者	19, 21
基礎年金制度	42
技術の活用	141
給付開始年齢の引き上げ	64
給付と負担に関する不平等性	61
共済組合	37
経済的な安定	143
継続雇用制度	91
健康行動	136
健康増進	28
健康度	28
公正な報酬	141
厚生年金	37, 52
厚生年金の対象拡大	66
厚生年金保険法	38
高年齢雇用継続給付	91
高年齢者雇用安定法	25, 81
高齢化社会	102
高齢化率	6, 7
高齢者雇用	104
高齢者就業の阻害要因	72

高齢者の就労希望	22
国民年金	50
国民年金法	39
コホート	125
雇用システムの変化	60

さ行

在職老齢年金制度	55, 77
サクセッスフルエイジング	148
産業保健の強化	2
時間管理	141
自己選択バイアス	128
仕事ストレス	137, 143, 145
自主的な退職	144
社会貢献活動	93
社会的ネットワーク	
	123, 130, 131, 143, 146
社会保障給付費	15
従業員の意識改革	96
就業希望者	19
就業者数	11
就業能力	26
就業率	12
修正積立方式	41
縦断研究	106
就労形態	127
就労支援	24
主観的健康度	107
生涯現役	149
生涯現役社会	22, 146
職場の健康管理	148
女性	19
シンガポール	128

151

索引

新規学卒者の一括採用	85
人口構造	5
身体的健康	114
生活習慣	136
生活の質	147
生活満足度	126
生産年齢人口	6
精神的健康	115
精神的健康度	107, 136
船員保険法	37
「早期：心理社会的-環境的理由」説	109
早期退職のメカニズム	117
総報酬制	45

た行

退行変化	132
退職の心理的影響	124
退職後の年金	134
退職時期	108
退職とその後の健康	105
第四次産業革命	98
短時間勤務制度	96
宙に浮いた年金	56
超高齢社会	5
積立方式	41
定額部分	38
ディストレス	129
定年退職	81, 133, 138, 144
「適時：文化的-制度的理由」説	109, 113

な行

認知機能	127, 132
年金受給	146
年金制度	36, 131, 139, 142
年金に対する時間的選好	73
年功賃金制	83
ノルウェー	136

は行

働きやすい社会	94
パートタイム	131
「晩期：心理社会的-金銭的理由」説	
	109, 113
逼迫する財政	58
賦課方式	44
物価スライド制	41
フランス	134
フルタイム	131
報酬比例部分	38
保険事故	78
保険料負担の上限拡大	66
募集採用における年齢制限	84
ボランティア活動	128

ま行

マイナンバー制度の活用	68
未納の問題	60
「無関係：生物的-心理社会的理由」説	
	109
メンタルヘルス	124

や行

有病率	135
抑うつ度	127, 128

ら行

リタイア	124, 138
レビュー	139
労働環境	140
労働市場	19
労働者健康安全機構	1
労働者年金保険法	37
労働条件	140
労働ストレス	107

労働の質	140, 143
労働力需要	13, 17
労働力人口	7, 9, 13
労働力調査	7
老齢基礎年金	46
老齢厚生年金	46
ロンドン	133

わ行

ワークシェアリング	96
ワークライフバランス	135, 137, 143

数字・欧文

2 階建ての年金制度	38
bridge employment	126
CES-D（Center for Epidemiologic Studies Depression Scale）	134
demands-abilities fit	119
GDS（Geriatric Depression Scale）	127
Health and Retirement Study（HRS）	111
MMSE（Mini Mental State Examination）	128
M 字カーブ	19, 20
need-supply fit	119
person-job fit モデル	118
QOL	147
SF-36（Short Form 36）	133
TMIGIC（Tokyo Metropolitan Institute Gerontology Index of Competence）	127

働き方改革時代の
高齢者の健康と労働　　　Ⓒ

発　行	2019 年 7 月 5 日　　1 版 1 刷

編著者　　垂 水 公 男

　　　　　萩 原 明 人

発行者　　株式会社　中外医学社

　　　　　代表取締役　青 木　　滋

　　　　　〒162-0805　東京都新宿区矢来町62

　　　　　電　話　　　(03)3268-2701(代)

　　　　　振替口座　　00190-1-98814 番

印刷・製本/有限会社祐光　　　　　　　　　＜ MS・AK ＞
ISBN978-4-498-05920-7　　　　　　　　　Printed in Japan

JCOPY　＜(社)出版者著作権管理機構 委託出版物＞

本書の無断複製は著作権法上での例外を除き禁じられています.
複製される場合は，そのつど事前に，(社)出版者著作権管理機構
(電話 03-5244-5088, FAX 03-5244-5089, e-mail: info@jcopy.
or.jp) の許諾を得てください.